血管を強くする

「水煮缶」健康生活

女子栄養大学栄養クリニック 著
監修 田中明（女子栄養大学栄養クリニック所長・医学博士）

アスコム

日本人の4人に1人は血管の病気で亡くなる

1 位 **がん**
約 36 万 5000 人（28.6%）

2 位 **心疾患**
約 19 万 7000 人（15.5%）

3 位 **肺炎**
約 12 万 4000 人（9.7%）

4 位 **脳血管疾患**
約 11 万 9000 人（9.3%）

ランキングは厚生労働省がまとめた日本人の死因です（2013 年）。2 位の心疾患と 4 位の脳血管疾患は、いずれも血管が破裂したり、詰まったりすることで起こる、いわゆる血管病。心疾患と脳血管疾患を足すと、その割合は 1 位のがんと同じくらいになります。

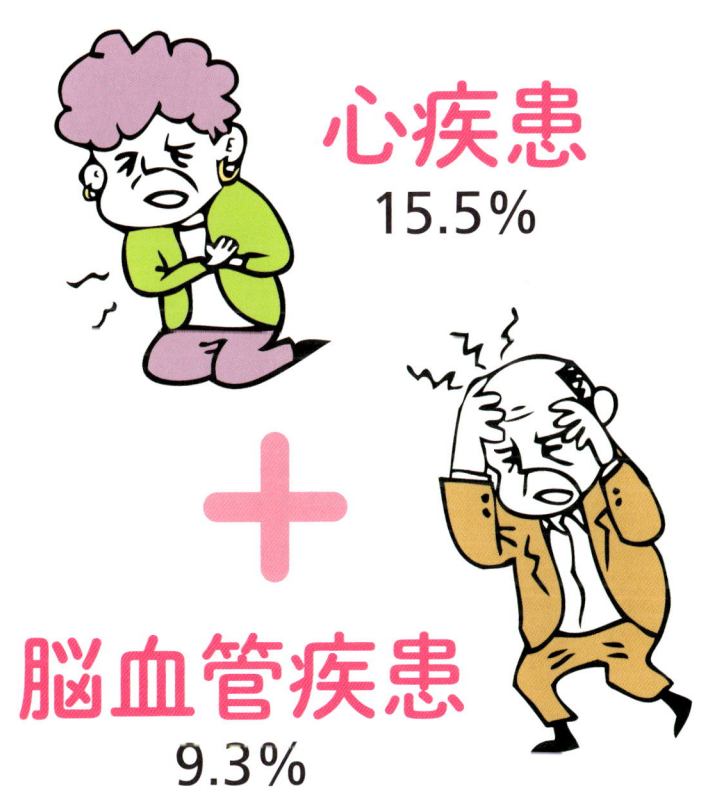

心疾患

15.5%

＋

脳血管疾患

9.3%

血管病

24.8%

（約 31 万 6000 人）

血管病の原因は、
血管の老朽化と血液ドロドロ。

血管が極度に老朽化してかたくなり、狭くなると、
いつ血管が破裂しても、
詰まっても不思議ではなくなります。
その血管を流れる血液がドロドロになると、
血管病を発症するリスクはさらに高まります。
食生活を見直して、
老朽化とドロドロ化を未然に防ぎましょう。

血管力を高める食生活
3つのキーワード

---

1 減塩

塩分の摂り過ぎは血圧上昇を招き、血管を弱らせます。

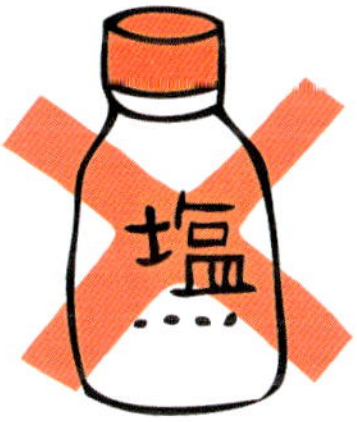

2 良質のたんぱく質

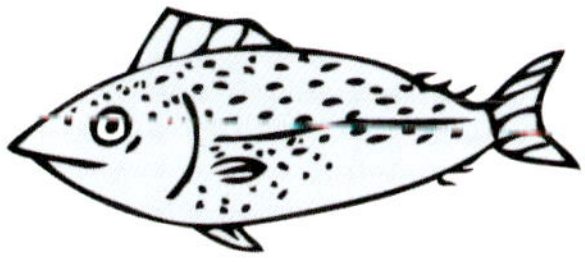

動物性脂肪の摂り過ぎは、血液をドロドロにします。

3 抗酸化成分

活性酸素を放置すると、血管の老化を加速させます。

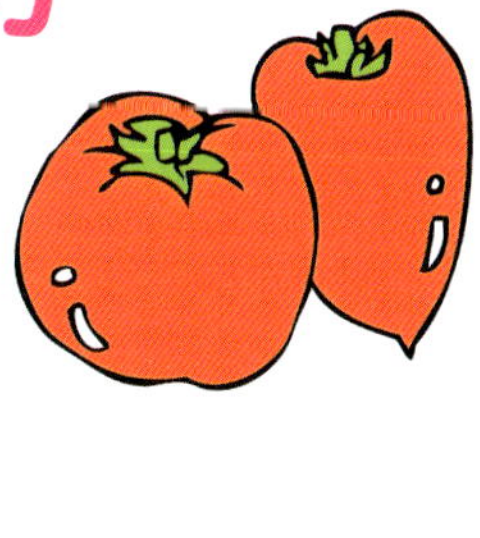

血管力を強化する食生活は、生活習慣病を防ぐ食生活。

血管の老朽化、血液のドロドロ化を
食い止める食生活は、
そのまま生活習慣病を予防する
食生活になります。
というのは、**高血圧、糖尿病、**
脂質異常症はすべて、血管を弱らせ、
血流を悪くする要因になるからです。

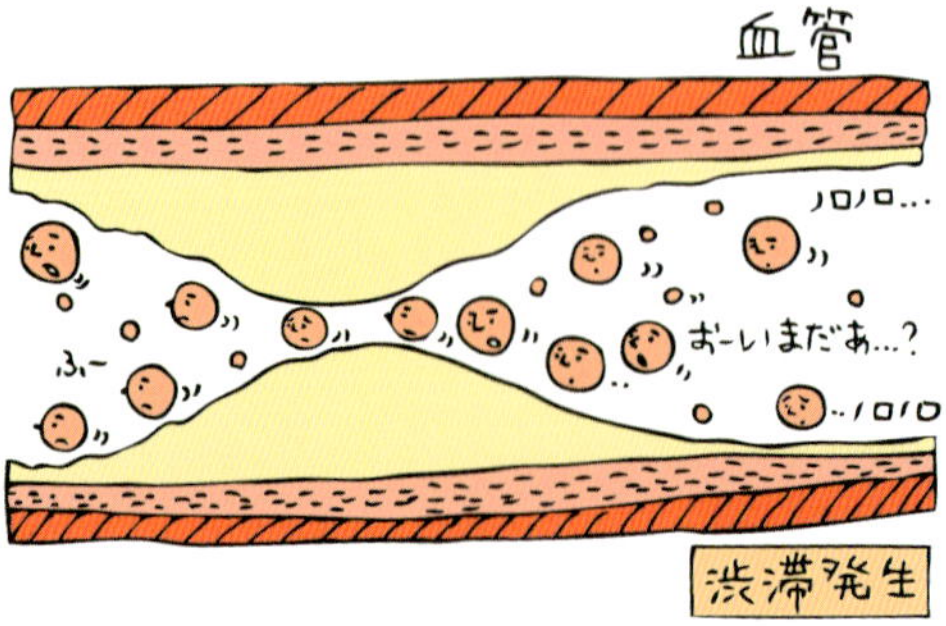

危ないのは、健康診断の結果が「保健指導」の人。

保健指導レベルの人は病院へ行くことをすすめらません。「気をつけてくださいね」とやさしく指導されるだけです。しかし**すでに血管力の低下は始まっています。**

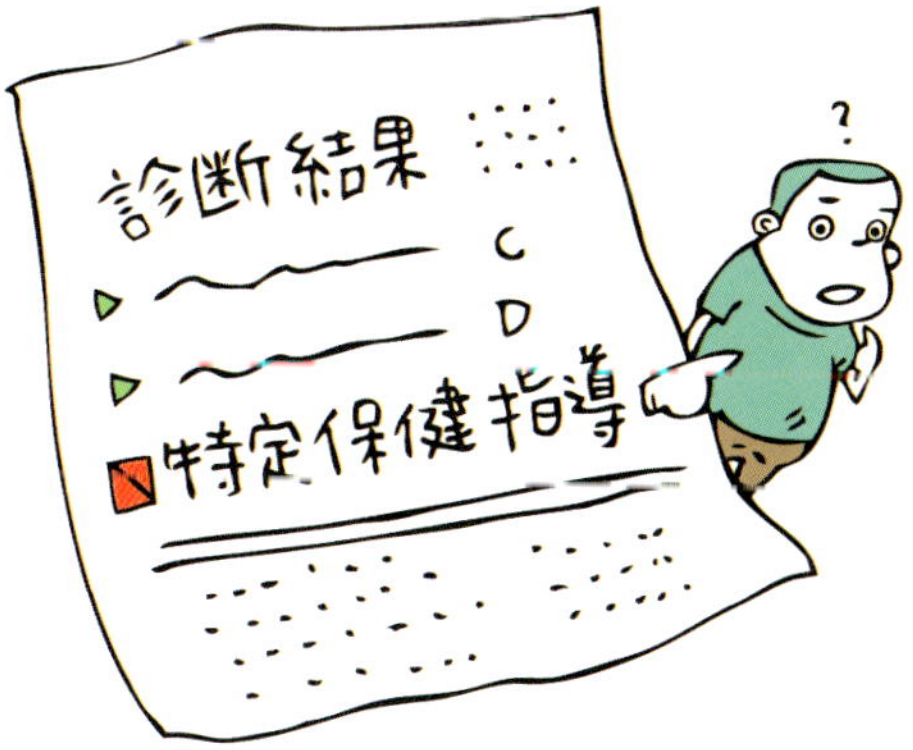

血管力の低下はじわじわと進行します。
できるだけ早く食生活の改善を図りましょう。

血管力を強化する食生活におすすめなのが
ノンオイル、薄味加工の水煮缶。

さらに

水煮缶四天王（サバ、サケ、トマト、大豆）なら
良質のたんぱく質も、抗酸化成分も摂れる。

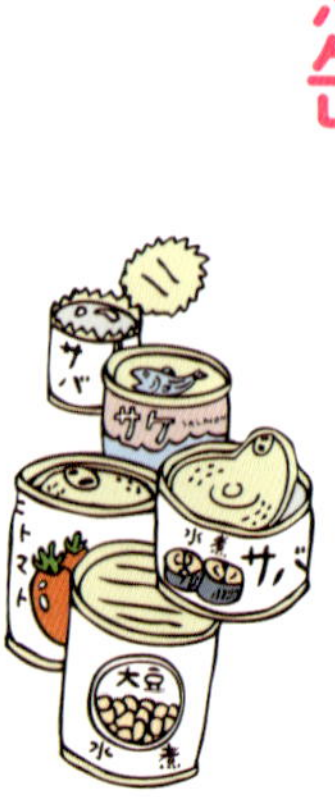

水煮缶四天王1

サバ缶は血液の流れをスムーズにする！

水煮缶の王様は何といってもサバ缶です。
サバ缶の健康パワーはこんなにスゴイ！

○**良質なたんぱく質**をたっぷり含んでいます。

○EPAとDHAが**善玉コレステロールを増やします。**

○**動脈硬化を予防する**ビタミンB_2は、魚の中でも含有率が上位を占める。

○**抗酸化作用**があるビタミンEも豊富に含んでいます。

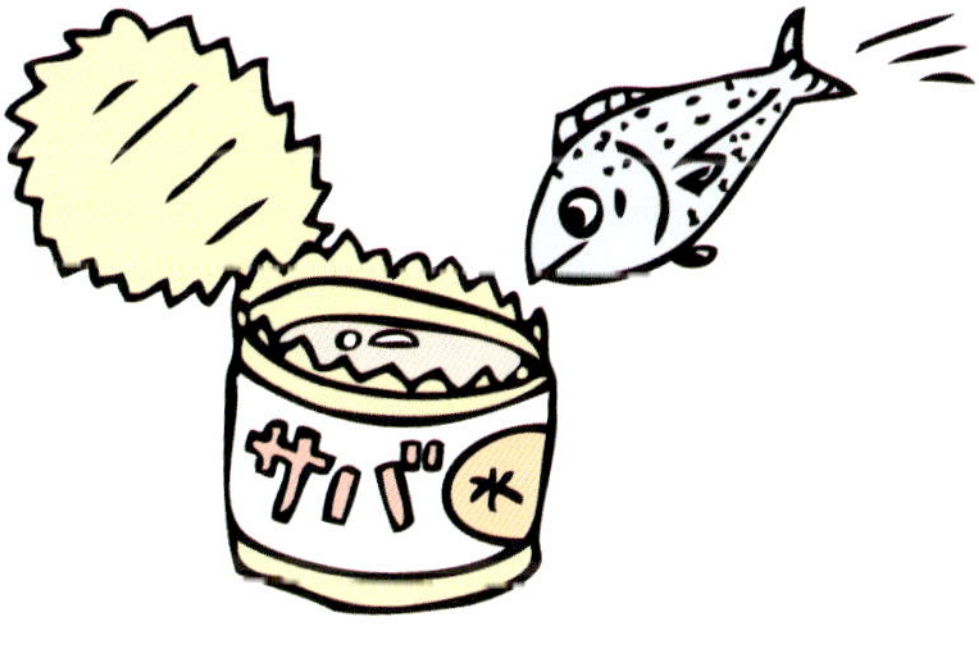

水煮缶四天王2

強力な抗酸化力があるサケ缶！

日本人が大好きなサケを塩分控えめで食べられます。サケ缶の健康パワーはこんなにスゴイ！

○アスタキサンチンの
抗酸化作用はビタミンEの数百倍。

○消化吸収率に優れている
良質なたんぱく質を含んでいます。

○EPAとDHAが
善玉コレステロールを増やします。

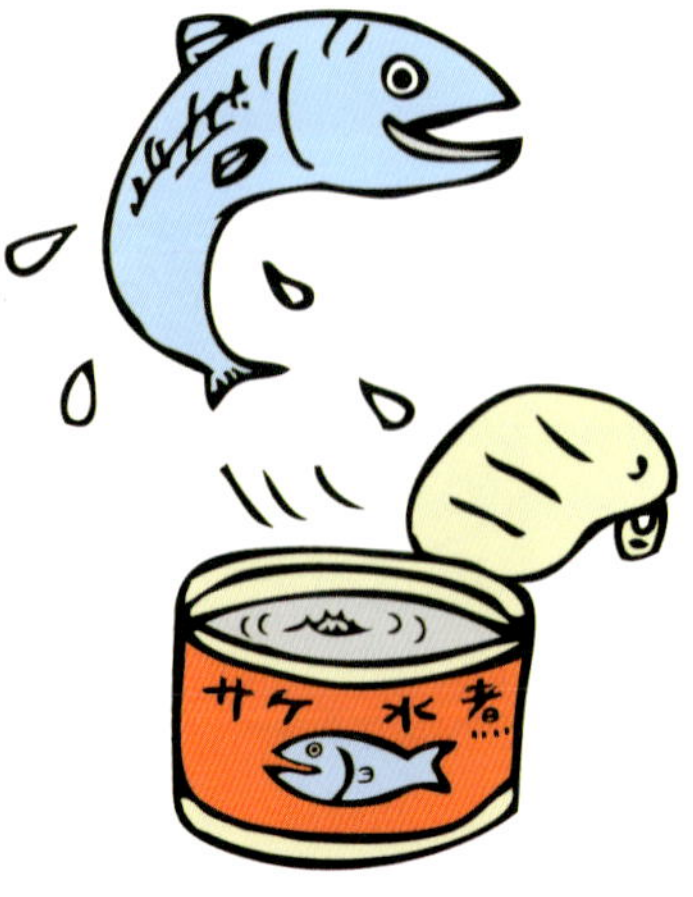

水煮缶四天王3

栄養素がギッシリのトマト缶！

一番おいしい時期の完熟トマトを詰め込んだのがトマト缶です。トマト缶の健康パワーはこんなにスゴイ！

○トマトは豊富な栄養素をバランスよく含む**万能野菜。**

○**活性酸素を抑える**リコピンを豊富に含んでいます。

○クエン酸が**食欲を増進**し、疲労回復を促します。

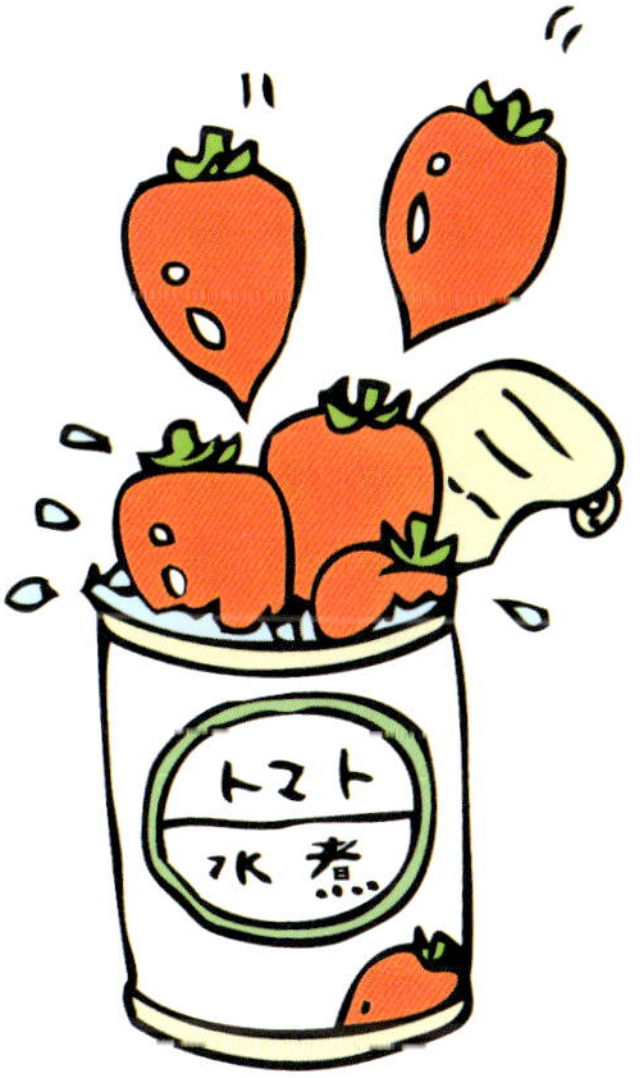

水煮缶四天王4

良質なたんぱく質がたっぷりの大豆缶！

日本の食卓に欠かせない大豆を手軽に摂れるのが大豆缶です。大豆缶の健康パワーはこんなにスゴイ！

○**動物性たんぱく質に負けない**アミノ酸スコア。

○**血液中のコレステロールを減らす**サポニンを含んでいます。

○イソフラボンが**ホルモンのバランスを整えます。**

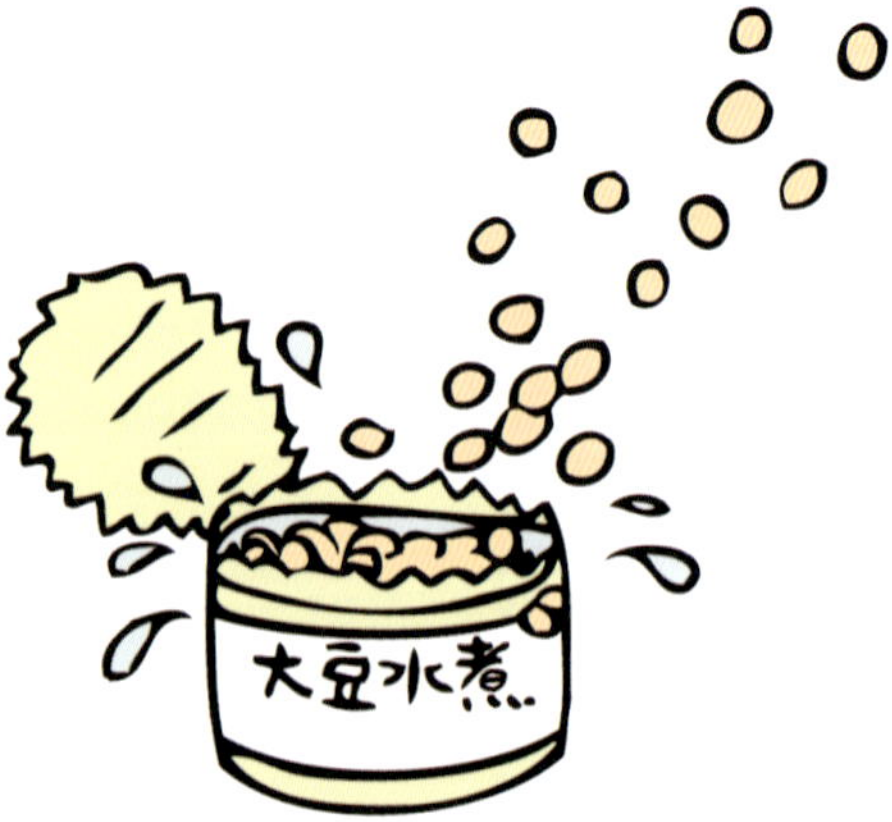

血管力強化だけでなく、家計にやさしい水煮缶！

水煮缶は体にやさしいだけではありません。
毎日の食事が手軽に、おいしく作れます。

一缶100円前後だから手軽に買える！

安い食材と組み合わせると
食費をグンと抑えることができます。

おいしさがずっと長持ち！

賞味期限が数年単位だから長期間保存することができます。

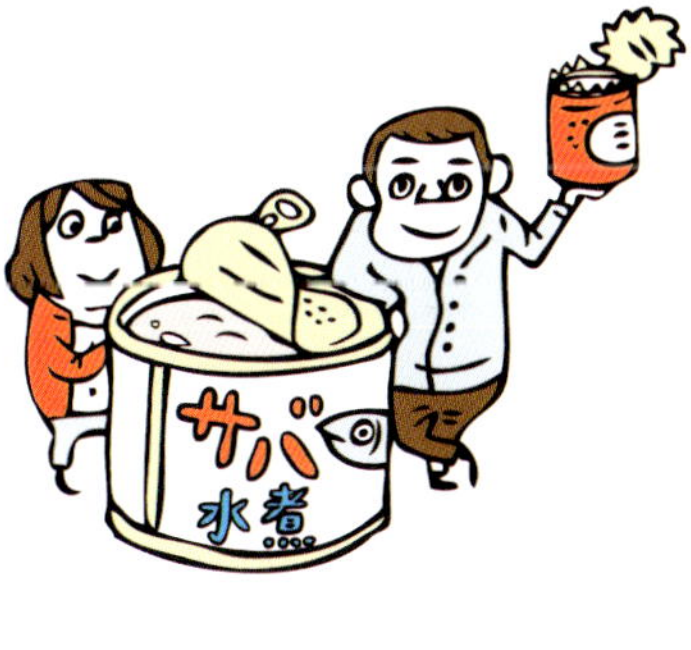

下ごしらえ済みだから料理時間が超短縮！

下処理不要、ひと手間加えるだけでおいしい料理を作れます。

調味料としても使える優等生！

素材の味をベースに水煮缶を汁ごと使えば、手軽においしさがアップします。

薄味だから味付けも献立も自分好みに自由自在！

和・洋・中を問わず幅広い料理に使うことができます。

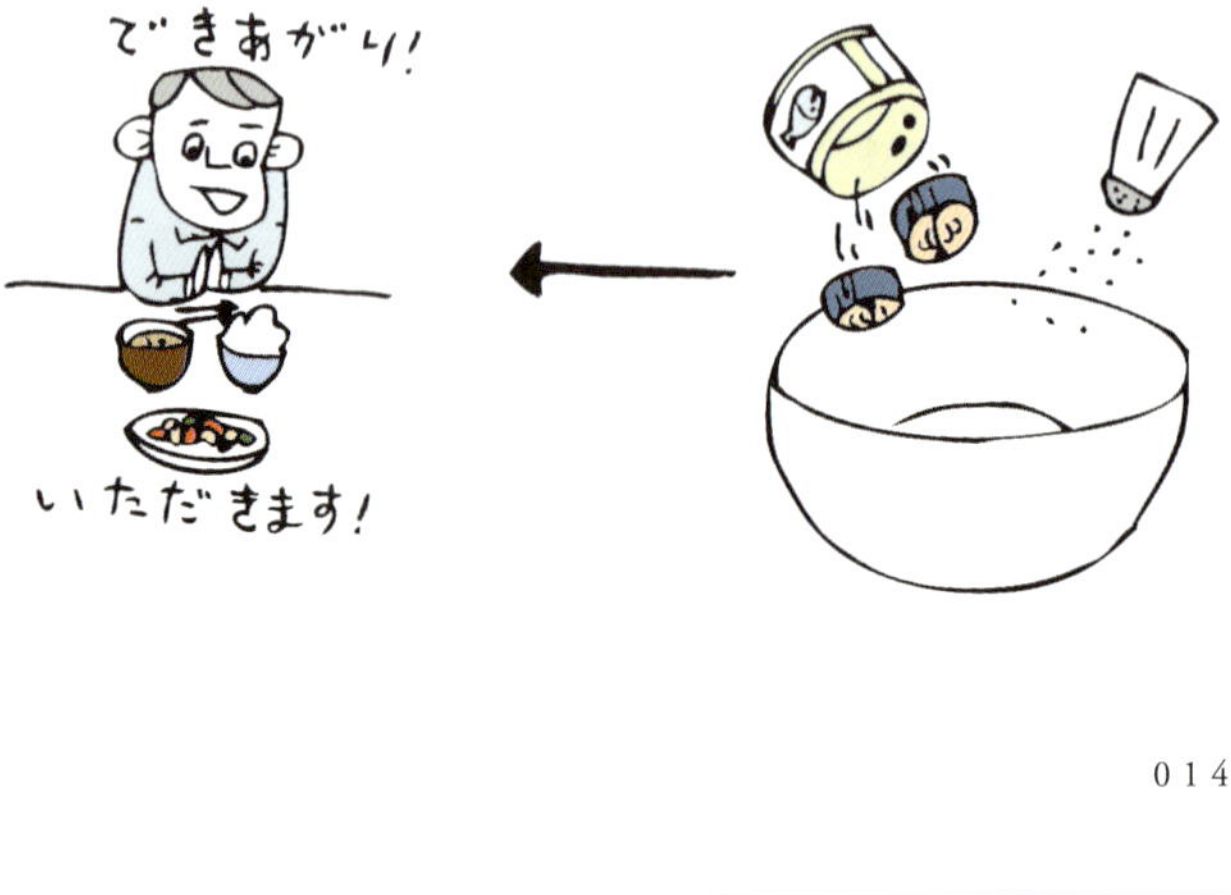

いざというときの非常食に使える！

缶を開ければそのまま食べることができます。

生ゴミが出ないから悪臭ゼロ、まな板もクリーン！

食べたあとは、空き缶の中を洗って資源ゴミとして出すだけ。生ゴミが出ることはありません。

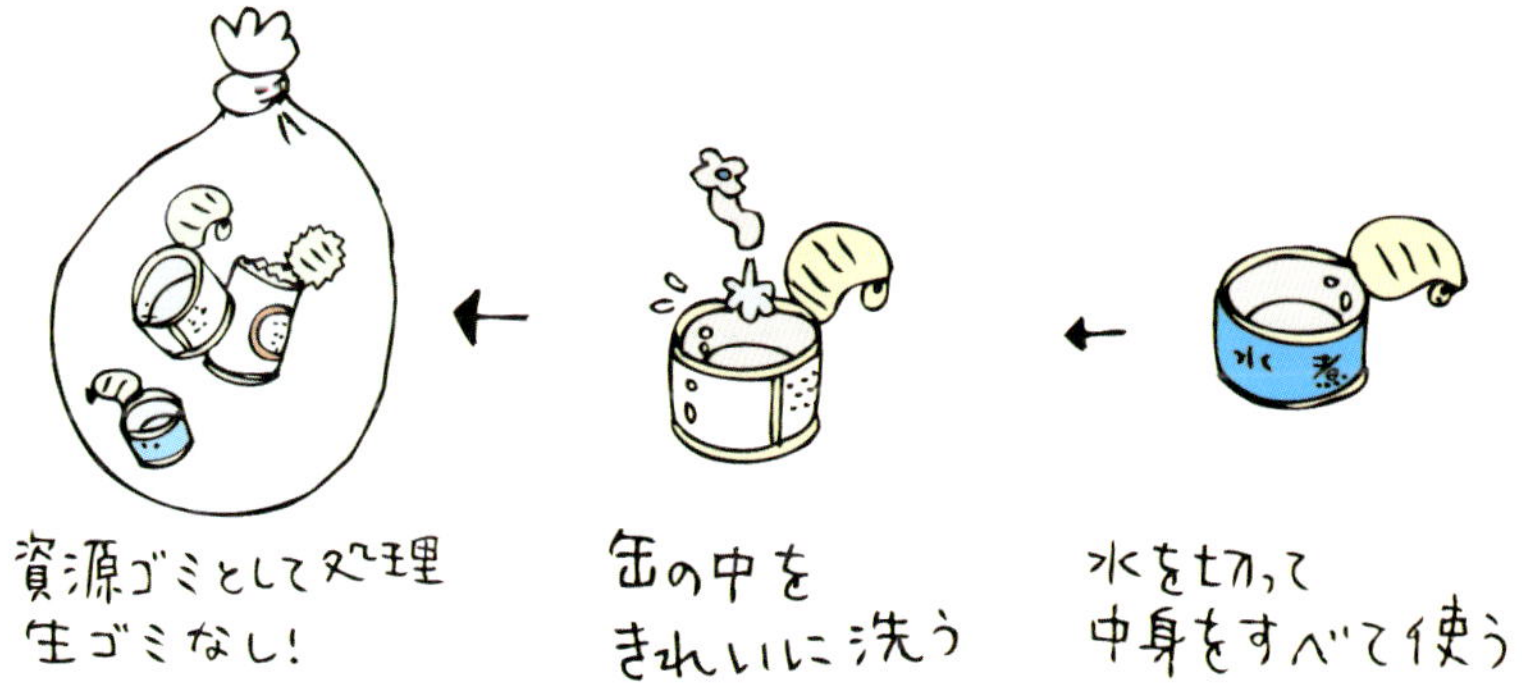

水煮
水を切って
中身をすべて使う
缶の中を
きれいに洗う
資源ゴミとして処理
生ゴミなし！

手軽に始められる
水煮缶健康生活で
血管力低下を
未然に防ごう。

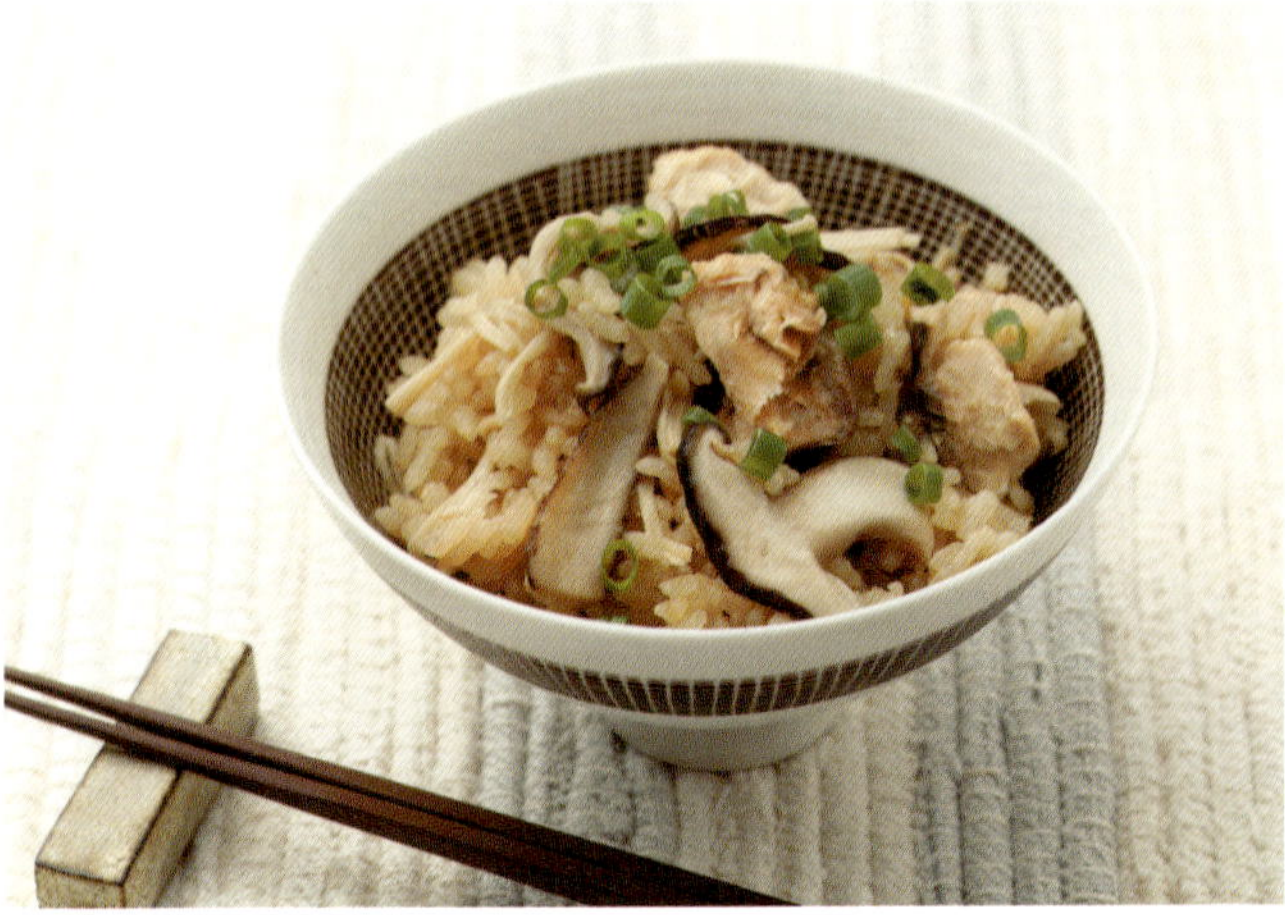

血管を強くする「水煮缶」健康生活　目次

第1章　血管力が弱くなると危険がいっぱい……023

血液サラサラだけでは血管病は防げない……024

血流がストップすると即危険な状態に……027

「血液ドロドロ」を加速させる脱水症状はさらに危険！……030

血管力を強化する食事で生活習慣病を遠ざけろ！……035

健診結果の「保健指導」に気を抜いてはいけない……037

メタボ予備軍も、血管力低下の危険因子だらけ……040

血管力低下は、遺伝よりも生活習慣……043

中性脂肪とコレステロール。下げるための対策は大きく異なる……045

血管年齢に信憑《しんぴょう》性はない？……049

コラム●血管力を高める食生活を始めましょう。……052

第2章 サバ、サケ、トマト、大豆……
水煮缶四天王はここがすごい！……053

水煮缶はノンオイル&栄養価抜群のヘルシー食材！……054
水煮缶は塩分控えめ、うまみもたっぷり！……056
水煮缶なら良質なたんぱく質を手軽に摂れる！……059
サバ缶は血液の流れをスムーズにするからすごい！……061
強力な抗酸化力のサケ缶はすごい！……066
栄養素がギッシリのトマト缶はすごい！……071
良質なたんぱく質が豊富な大豆缶はすごい！……075
コラム●食生活を改善するサバ、サケ、トマト、大豆。……082

第3章 おいしくて、便利で、家計にもやさしい水煮缶！

おいしくて、便利で、家計にもやさしい水煮缶！……083
一缶１００円前後。安くておいしい水煮缶！……084
新鮮な素材を加工したおいしさがずっと長持ち！……086
骨ごと食べられるから、カルシウム満点！……089
下ごしらえ済みだから料理時間が超短縮！……091
うまみたっぷり、調味料としても使える便利な優等生！……093
薄味だから味付けも献立も自分好みに自由自在！……095
いざというときの非常食にも大活躍！……097
生ゴミが出ないから悪臭ゼロ、まな板もクリーン！……099
開けたらすぐに食べるか調理するのが鉄則！……102
コラム● 水煮缶健康生活は手軽に始められるからうれしい。……104

第4章
血管にやさしいヒント付き　水煮缶健康レシピ……105

［サバ缶メニュー］

サバ缶フレーク……106

サバ缶と玉ねぎのサラダ……108

サバのさっぱりハンバーグ……110

サバにらチヂミ……112

サバとトマトのシンプルカレー……114

パプリカとサバ缶炒め……116

サバとキャベツのアジアンサラダ……118

サバ缶のホイル焼き……119

［サケ缶メニュー］

サケときのこの炊き込みごはん……120

サケとキャベツとしめじの和風パスタ……122

サケの豆乳スープ……124

［トマト缶メニュー］

トマトオレンジ寒天……126

ラタトゥイユ……128

ヘルシーチリコンカン……130

［大豆缶メニュー］

酢玉ねぎ大豆……132

野菜と大豆のダイエットスープ……134

小魚と大豆のカレースナック……136

コラム● 水煮缶を使うとあっという間に健康メニューのでき上がり。……138

第5章 水煮缶健康生活の効果が倍増する食のポイント12……139

ポイント1 忙しい人の夕食は「分食」で調整を……140

ポイント2 体内時計を整えて、コレステロールの上昇を回避！……143
ポイント3 油を使うならオレイン酸たっぷりのオリーブオイル……145
ポイント4 「ベジ・ファースト」で満腹中枢を刺激……147
ポイント5 果物の果糖を甘く見てはいけない……149
ポイント6 「一汁三菜」が食べ過ぎを防ぐ……151
ポイント7 食事は汁物から始めて口の中を潤す……153
ポイント8 「口中調味」が食事の満足度を上げる……155
ポイント9 料理は薄味で、味覚を正常に近づける……158
ポイント10 「家飲み」は習慣化する危険性をはらむことを忘れるな……160
ポイント11 非常食の定期的な入れ替えで料理のアレンジ力を磨く……163
ポイント12 ビタミンB群と食物繊維で代謝機能を活発に……165

第1章

血管力が弱くなると危険がいっぱい

血液サラサラだけでは血管病は防げない

血管もほかの臓器と同じように年齢とともに衰えます。

弾力性がなくなってかたくなり、長年にわたって使い続けてきた血液が流れる通路は、少しずつ不要な物質がたまって狭くなります。

それでも、健康的な生活を続けていれば、生命にかかわるほどではないといわれています。

ところが、自然に衰えるレベルを超えて血管がかたく狭くなると、途端に危険が迫ってきます。

それが「動脈硬化」といわれる症状です。

動脈硬化が進むと、いつ血管が破裂しても、血管が詰まっても不思議ではなくなり

動脈硬化が起こると……

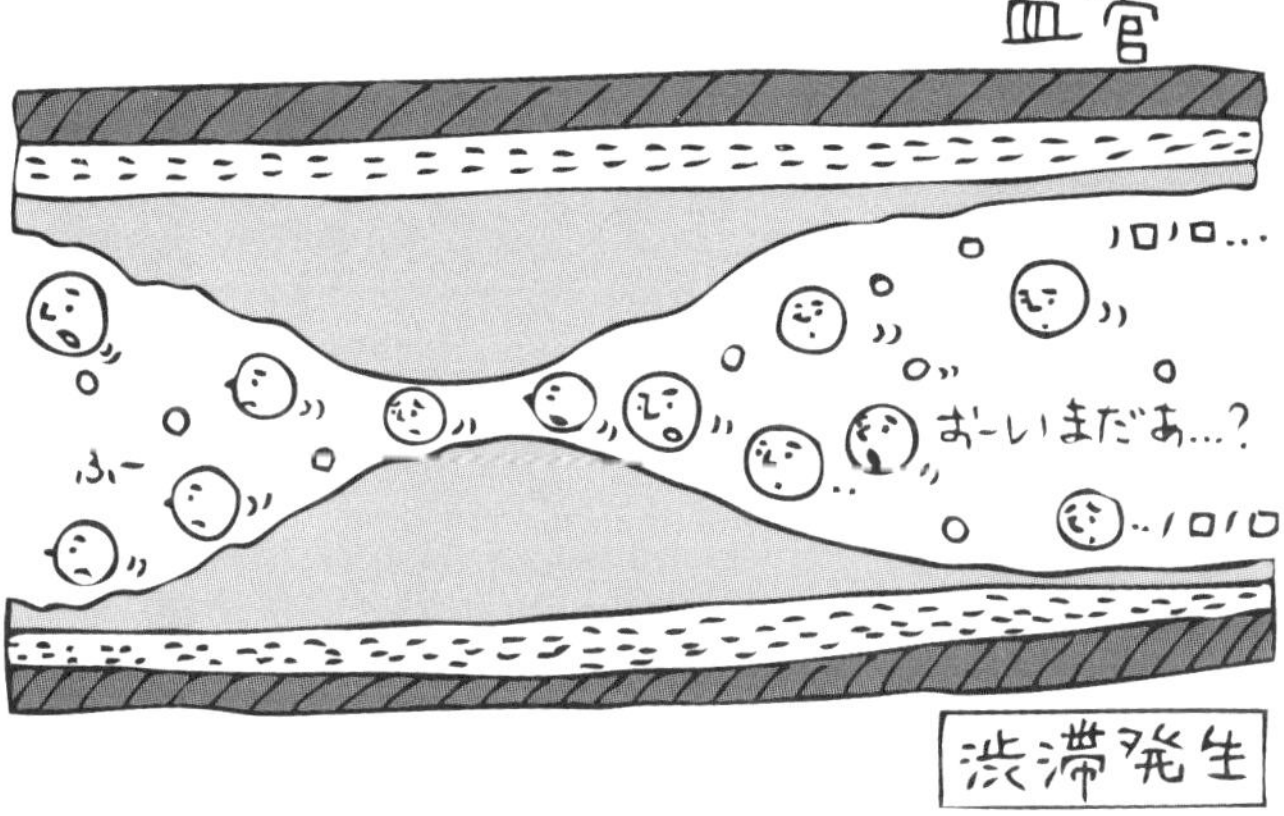

ます。血管に時限爆弾を仕掛けられたような状態です。そこに、ドロドロになった血液が流れると、さらに危険度が増すことになります。

厚生労働省のまとめ（2013年）によると、日本人の死因の1位はがん、2位は心疾患、3位は肺炎、4位は脳血管疾患です。

じつは、この心疾患と脳血管疾患は、どちらも血管が破裂したり、詰まったりすることで起こる、いわゆる血管病。

心疾患と脳血管疾患を足すと、その割合は1位のがんと同じくらいになります。

日本人の４人に１人は血管の病気で亡くなっているのです。

詰まる原因は血管にもある

少し前に「血液サラサラ」ブームがありました。

血管の中を流れる血液を良好な状態に保つことで、心筋梗塞や脳梗塞といった血管が詰まる病気を防ごうということです。

もちろん、ドロドロよりサラサラのほうが、そのリスクを抑えることはできます。

しかし、**詰まる原因は流れている血液だけでなく、血液が流れる血管にも問題があるのです。**

錆びついた水道管を想像してみてください。

どんなにきれいな水でも、錆びていれば中で詰まることもあるし、仮に蛇口から出てきたとしても飲めたものではありません。

血流がストップすると即危険な状態に

血液の大きな役割は、**酸素や栄養素、ホルモンなどの運搬**です。

全身に張り巡らされた血管網を流れながら、生きていくために必要なものを体全体に運びます。

肺から取り込まれた酸素を、心臓を経由して、肝臓、腎臓、脳などの末梢《まっしょう》の臓器へ。

食事によって取り込まれた栄養素を、やはり心臓を経由して末梢臓器へ運びます。

体内で不要になったものを体外に出すための運搬もあります。

末梢臓器で発生した二酸化炭素は、心臓を経由して肺へ行き、肺から排出されます。

酸素がなければ臓器は生きていけませんが、二酸化炭素が体内にたまると体に悪影響を及ぼします。

臓器で発生した老廃物も腎臓に運んで排泄します。

それから、**体内のＰｈ値や体温を調節する**運搬以外の役割も、血液の大切な仕事になります。

血液の約半分は水

これらの役割を、血液を構成する赤血球、白血球、血小板という血球と血しょうで担当しています。

血球のほとんどを占める赤血球は、酸素と結合できるヘモグロビンを利用して酸素の運搬を担当しています。ちなみに動脈血は酸素、静脈血は二酸化炭素を運んでいます。

白血球には取り込まれた細菌やウイルスの攻撃から守る役割があり、血小板には破れた血管をふさいで止血する役割があります。この血球が血液成分の45%を占め、残

血液の役割とは

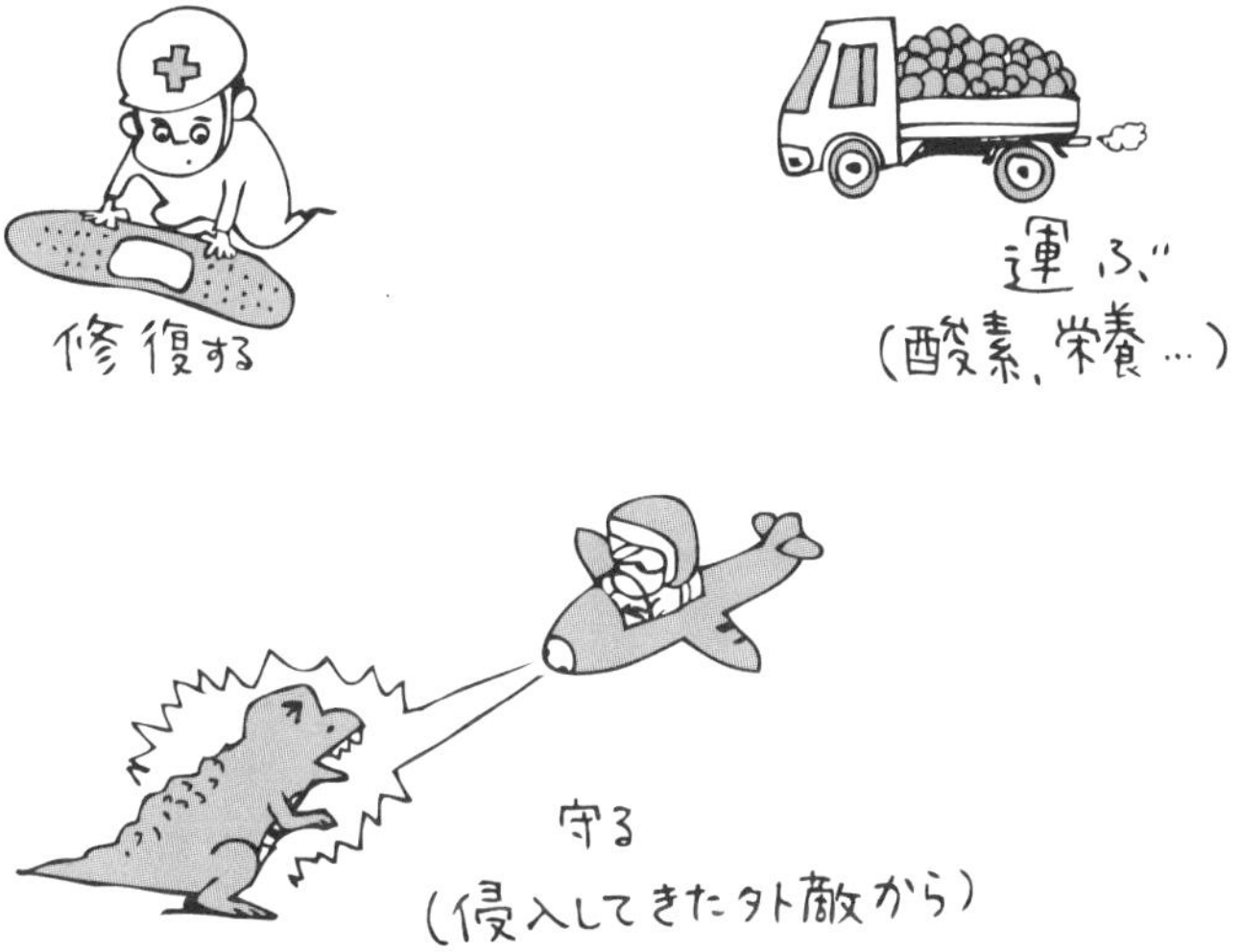
修復する
運ぶ
(酸素、栄養…)
守る
(侵入してきた外敵から)

りの55%が血しょうです。血しょうはその約9割が水で、栄養素やホルモン、老廃物の運搬を担当します。

血管が詰まると、こうした人間が生きていくために必要な酸素や栄養素などの供給がストップしてしまうため、あっという間に危険な状態になります。心筋梗塞や脳梗塞を発症したときに、処置するまでのスピードが重視されるのは、血液が担っている運搬活動が、生命維持のために止まってはいけない活動だからなのです。

「血液がドロドロ」を加速させる脱水症状はさらに危険！

ドロドロで赤血球が渋滞する

血管が詰まる理由の一つが、「血液ドロドロ」。

このとき、血液がどうなっているかというと、赤血球は毛細血管を通れなくなるほどの状態です。

血管には動脈、静脈、毛細血管の3種類があります。心臓から出た動脈は枝分かれして毛細血管につながり、静脈につながっています。

動脈と静脈は大きな通路なのですが、毛細血管の直径は赤血球より小さく、赤血球はそのままでは通り抜けできません。そこで赤血球は、二つに折れるなど変形します。

脱水症状のときの血管は……

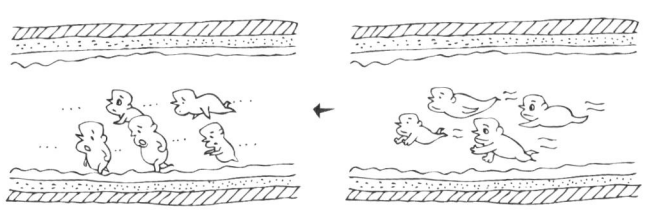

これを変形能といいますが、そうすることで毛細血管に入り込んでいくことができ、毛細血管とつながる末端の臓器に酸素や栄養素を運びます。そして静脈とつながるときには、末端臓器から出た老廃物を集めて持ち帰ってきます。

この**変形能の能力が落ちると、毛細血管を通らなくなった赤血球が動脈に滞ることになります。**体の隅々まで酸素や栄養素を運べないだけでなく、血液成分に占める血球の割合が多くなるので、それだけ血液の濃度が上がりドロドロになります。

止血の役割がある血小板は、その作用に異変が起きます。**血小板が固まりやすくなって、やはり血液**

の濃度を上げることにつながります。

最近の研究では、血液ドロドロ状態を、さらにドロドロにして詰まらせてしまうのは、脱水症状ではないかといわれるようになってきました。血液内の濃度が上がって、血流が悪くなっている状態にとどめを刺すのが脱水症状ということです。

55％が水分の血液において、水分が減少すれば濃度は上がります。

血液ドロドロ状態に脱水症状が重なることは、とても危険な状態なのです。

血管が狭くなると心筋梗塞はもう目の前!?

血管が詰まる理由のもう一つは、動脈硬化。

血液が流れる通路が狭くなってしまうことです。

もともと動脈は弾力性のあるものですが、**年齢を重ねるとともに劣化します。**

1日10万回以上動くといわれる心臓に合わせて絶えず活動を続けるわけですから、

何十年も経てばかたくなってしまうのです。

　といっても、自然に劣化するレベルなら血管は１２０年はもつといわれています。ところが、そこに生活習慣病や喫煙習慣、さらにはストレスという不健康な因子が重なると、劣化のスピードが加速します。

　動脈硬化を起こした血管はかたくなり、狭くなり、血管壁の厚みが増すことになります。弾力性をなくした血管は、血液を流すための収縮・拡張作用も衰えることになるので、血流も悪くなります。

通路を狭くするのは血管内のこぶ

血液が流れる通路が狭くなるのは、血管の内側の壁にこぶ（プラーク）ができるからです。

　血管が老朽化すると、まず内側の壁を構成する内皮細胞間にすき間ができ、そこにＬＤＬコレステロール（悪玉コレステロール）が入り込んでたまるようになります。

さらに血流が悪くなって血管の壁にぶつかりながら転がるようになった（ローリング）白血球が壁に付着し、やがてすき間から壁に侵入して、ＬＤＬコレステロールを食べるマクロファージに変わります。

悪玉を退治してくれるだけならいいのですが、マクロファージはコレステロールでいっぱいになった細胞（泡沫細胞）になってそこに居座り続けるのです。これが、血管の内壁にできるこぶです。

この段階で血管力を高める生活に改めなければ、こぶはさらに大きくなります。ＬＤＬはどんどん流れてくるし、マクロファージはそれを気持ちよく食べ続けます。こぶが大きくなれば、当然、通路は狭くなります。そして、薄い膜で覆われているこぶは、いつ破裂してもおかしくない状態になります。

ここまでくると、**心筋梗塞や脳梗塞は目の前。**

もっと早い段階で対応しなければ、最悪の事態を迎えることになります。

血管力を強化する食事で生活習慣病を遠ざけろ！

血管は、内膜、中膜、外膜の三層で構成されていますが、動脈硬化のポイントになるのは、常に血液と接することになる内膜。その中で最も内側にある**「内皮細胞」**の**作用低下を抑制することが、血管力を高める**ことにつながります。

この**内皮細胞を傷つけるのが、まずドロドロの血液です。**濃度が濃い血液が流れるだけで、内皮細胞は傷つけられます。

さらに、そのドロドロの血液を狂暴化させるのが活性酸素といわれています。活性酸素は過食や偏食、喫煙、ストレスなどで大量に発生し、血液中にある糖とＬＤＬコレステロールを極悪人に仕立て上げます。

血圧の上昇も内皮細胞を傷つけます。

高血圧は、血管に負担をかける緊張状態を継続していることになり、それだけで内皮細胞は傷つきます。

血圧が高くなる原因でよく知られているものは、塩分の摂り過ぎ。

大量の塩分が血液中に入ってくると、それを薄めるために血液中に水分を引き込み、血管内を循環する総血液量が増えることで血圧が上昇します。

ＬＤＬコレステロールを減らし、さらに活性酸素を減らしたり、無害化するのが抗酸化作用のある食品群。その代表のひとつがトマトです。抗酸化作用のある成分を体内に取り込み、塩分を減らす。**これらはすべて食生活の改善でできることです。**

しかも、もう気づかれた方もいるでしょうが、**血管力を強くする食生活とは、そのまま生活習慣病対策に通じる**ものなのです。

実際、生活習慣病を発症すると、そのまま血管力低下につながります。

糖尿病を発症すると、赤血球の変形能の能力が落ちます。脂質異常症の人の白血球は、血管の壁にくっつきやすくなります。高血圧は血管をボロボロにします。生活習慣病発症が危険極まりないことは、もう分かると思います。

健診結果の「保健指導」に気を抜いてはいけない

脂質異常症、糖尿病、高血圧の症状のある方は、すでに血管が詰まりやすくなっている状態にあると考えていただいてかまいません。

血管はかたくなって狭くなり、血液はドロドロ。

生活習慣病を発症したことが動脈硬化の始まりではなく、すでに進んでいる状況であることを認識するべきです。そこに脱水症状が重なると、いつ血管が詰まっても不思議ではないのです。

血管の老朽化や血液のドロドロ化は、生活習慣病を発症するかなり前から始まっています。

動脈硬化は10代から始まっていることが示されています。**自覚症状がないままに加齢とともに始まり、**健康診断の血圧、血糖値、ＬＤＬコレステロールという項目の数値が安全領域を超え、「保健指導」対象の数値になった頃には、じつはかなり進行している状態なのです。

この「保健指導」レベルに数値が収まってしまっている段階が、最も危険な状況。というのは、病院へ行くことをすすめられないので、積極的に検査に行くことがないからです。

それに、たとえば血糖値の数値が「保健指導」レベルにある人が病院を受診したとしても、医師に「まだ大丈夫ですから……」と言われて安心して帰ってくることになります。

自覚症状もなければ、健康診断でも医師からも病気と判定されないのですから、誰でも**自分は健康だと錯覚**してしまいます。

油断して、それまでの食生活を改めることもなければ、運動を始めることもないでしょう。

これなら、どれか一つの数値が「受診勧奨」レベルを超えて、病院で医師に診てもらうほうが、よほど早めの対応ができることになります。

しかしながら、**糖尿病や高血圧は、もともと「サイレントキラー」と呼ばれる、静かに進行する生活習慣病。**

そう考えると、その危険因子によって起こる血管の老朽化と血液ドロドロ化も、静かに進行するものと理解して、早めの対応が必要なのです。

メタボも予備軍も、血管力低下の危険因子だらけ

病院へ行くほどではないけれども、**血圧、血糖値、ＬＤＬコレステロールの数値が悪くなって保健指導を受けるレベルの代表が、メタボリックシンドローム**（以下メタボ）です。

メタボは内臓脂肪型肥満に加えて、高血糖、高血圧、脂質異常のうちどれか二つを合わせ持つ状態をいいます。

腹囲の計測と、中性脂肪やＨＤＬコレステロール（善玉コレステロール）の数値、血圧、血糖値の検査結果から判定されますが、数値は〝保健指導〟レベル。

「最近お腹が出てきたが、じつのところ、それほど危機感を持っていない」という人の場合、血管と血液の状態は、先ほど説明した状況とまったく同じ。

メタボは血管病予備軍！

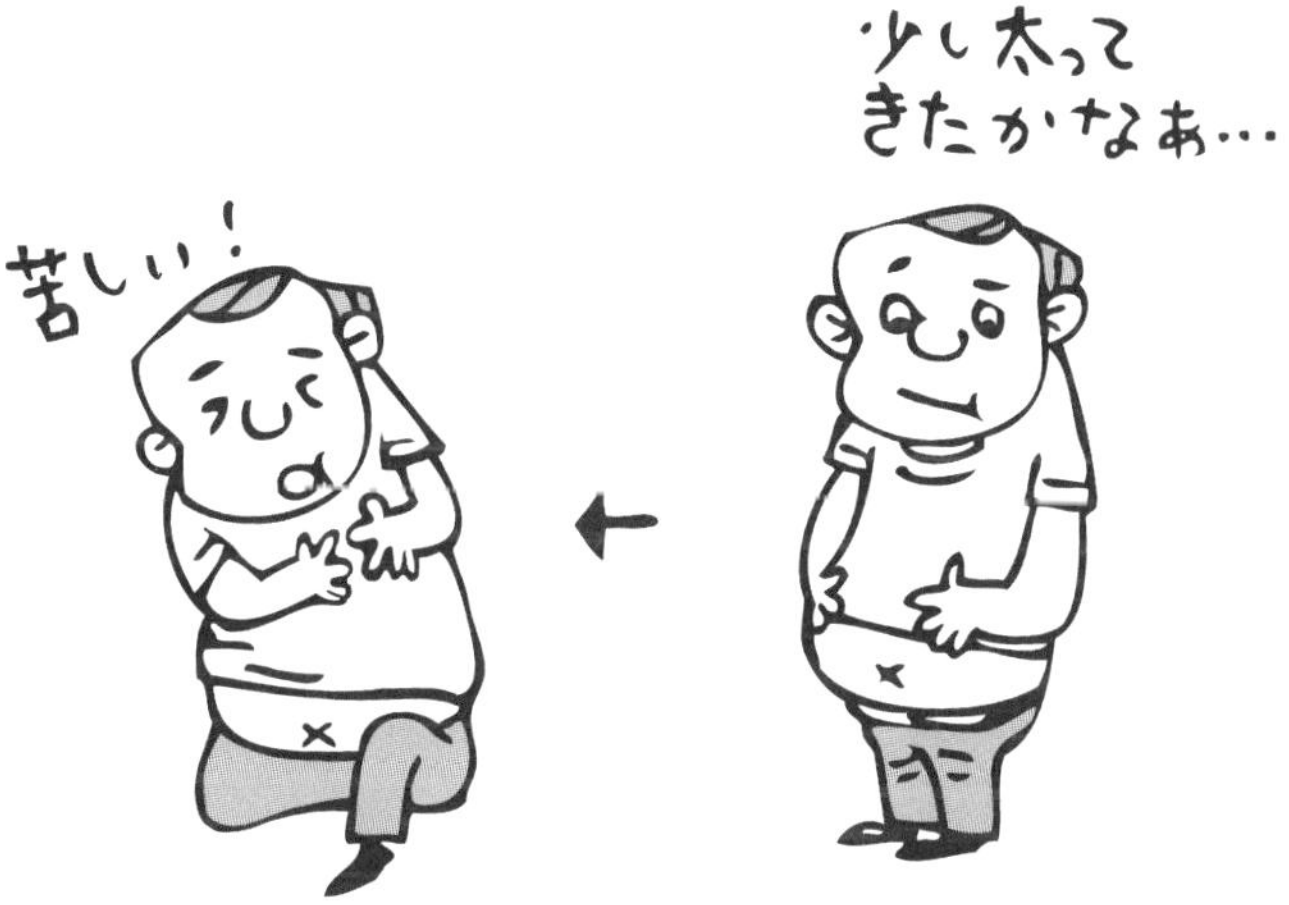

メタボはすでに血管の老朽化と血液ドロドロ化が進行しています。

太ってくることは、健康上、けっしてよい傾向とはいえません。

太ってくると、脂肪細胞からインシュリンの作用を抑える物質が出てきます。インシュリンの作用が落ちると糖尿病になりますし、脂質の代謝も滞ります。中性脂肪は増えて、ＨＤＬコレステロールは減少し、血圧は上がります。これでは血管力低下の危険因子だらけです。

そもそもメタボは、心筋梗塞になった患者さんの検査結果から導き出されたものです。ＬＤＬコレステロールの高い人が心筋梗塞になりやすいことは分かっていましたが、検査すると、必ずしもＬＤＬコレステロールが高い人とは限らない。

血圧や血糖値など、ほかにも要因があるというところから提唱されたのがメタボ健診なのです。

一つひとつの数値を見るとリスクは小さいけれど、**複数のリスクが合わさると将来的には生活習慣病、その先には血管病のリスクが高まる。**

メタボは、「まだ糖尿病にはなっていない」「まだ高血圧ではない」「まだ重症の脂質異常症ではない」というレベルです。

しかし、確実にその方向に向かっている状態であることを認識することが大事なのです。

血管力低下は、遺伝よりも生活習慣

血管力を低下させる因子となる高血圧や脂質異常症、糖尿病などの生活習慣病は、遺伝の関係で語られることがよくあります。

たしかに遺伝によって、それらの因子を持っている人はいます。

たとえば、脂質異常症に、家族性複合型高脂血症という病気があります。

遺伝による発症頻度は約1％で、100人に1人が発症します。

家族性高コレステロール血症は500人に1人が発症します。

日本で4000万人いるといわれる高血圧や、その予備軍も含めると2050万人といわれる糖尿病も、遺伝によるものを否定することはできません。

両親が高血圧の場合、子どもが高血圧になる確率は約5割といわれています。

しかし、そういった**遺伝子を持ち合わせていても発症しない人はいます。**どこが違うかというと、ズバリ、生活習慣です。

食事に気をつけ、適度な運動を続けている人は、遺伝子を持っていたとしても発症しません。生活習慣病は、まずは発症しないようにすること、そして発症したら改善すること、それからその状態を維持することが大切です。そのためには健康的な食生活を習慣にすることが重要になります。

生活習慣病の多くは治らない病気です。糖尿病にしても、脂質異常症にしても、状態がよくなった、改善したというだけで、食生活が元に戻れば再び症状が表れます。

そもそも、**糖尿病かどうかの判定基準は人間が決めたこと**で、実際はどこの数値からが糖尿病でどこからが糖尿病でないのかという明確な区別はありません。

数値の境目にある人は、それこそ数字だけで糖尿病かそうでないかを判断されているにすぎないのです。

中性脂肪とコレステロール。下げるための対策は大きく異なる

食生活を見直すときのテーマとしてダイエットを掲げることがあります。生活習慣病対策としても、とてもいいことです。

しかし、ここで気をつけたいのが、中性脂肪とコレステロールのこと。どちらも脂質で摂り過ぎるとよくないものですが、対策はまったく違ってきます。

やせる目的で減らすのは中性脂肪です。

一般的に使われている「脂肪」は、中性脂肪のことを指します。世の中のダイエット本にあるように、体に入ってくるエネルギーを減らして消費するエネルギーを増やせば、中性脂肪は少しずつ減少してきます。

年齢とともにエネルギー消費の6割を占める基礎代謝が落ちてくるので、**40歳を過**

ぎて同じ食生活を続けていると、誰でも脂肪を蓄積するようになります。

それはつまり、食生活を改める年代になったということです。そこで何も変えなければ、もちろんどんどん太ることになります。

このように体にたまっていく中性脂肪ですが、じつは、**食生活で簡単に減らすことができる**ものです。なかなかダイエットに成功しない人にとっては耳の痛い話かもしれませんが、実際そうなのです。

中性脂肪の数値がそれまで１００だった人が、検査直前にファストフードでハンバーガーを食べたとします。それだけで、検査結果は３００〜４００に上昇します。

健康診断の注意事項に「診断の日の朝は食事を抜いてください」と書かれているのは、それが理由です。それだけ**食事の影響を受けやすいのが中性脂肪**なのです。

血糖値も同様で、空腹時と満腹時の数値はまったく異なります。血糖値も、検査をわざわざ空腹時と限定しているのは、食事によって数値が大きく変動するからです。

このように食事に大きく影響される中性脂肪と血糖値は、症状を改善していくための食事療法が欠かせないのです。

やせている人がコレステロールが低いわけではない

中性脂肪や血糖値と比較すると、短時間で変動することがないのがコレステロール。しかも、中性脂肪と同じ脂質ですが、まったく異なるものです。

コレステロール値は、やせていること、太っていることにはあまり関係がありません。見た目にやせている人は、おそらく炭水化物を余分に摂らない食生活のため、中性脂肪が少ないのでしょう。

ダイエットのために運動することを心がけているのかもしれません。摂取するエネルギー量が少なくて、しかも脂肪を燃焼する努力を続けていれば、中性脂肪が蓄積されることはありません。

しかし、**コレステロールに影響を与えるのは、炭水化物ではなく動物性脂肪。**

炭水化物を控えめにしていても、チョコレートやケーキの生クリームなど、動物性脂肪をたっぷり含んだ食品を食べているとしたら、太ることはなくても、コレステロールは体内にどんどん蓄積されていくことになります。

やせているからといって、コレステロールが低いとはけっしていえないのです。

ここで、興味深い実験結果を一つ紹介します。

心筋梗塞になった人を2グループに分け、コレステロール低下薬（スタチン）を与えるグループと、そうでないグループとして経過を見ることになりました。すると、4カ月が経ったところで心筋梗塞を再発する頻度に差が現れたのです。

4カ月という短い期間で結果が得られたこの実験が伝えていることは、コレステロールを下げることとの重要性でした。食事で考えれば、コレステロールの多い食事を続ければ血管は4カ月で危ない状態になりますし、逆に、コレステロールを抑えた食事を続けると、4カ月で良好な血管に戻れるということです。

やはり**食生活の改善は、コレステロールにおいても有効**なのです。

それが血管力の低下を抑えることにも大きく関係しています。

血管年齢に信憑《しんぴょう》性はない？

血管力が低下する直接的な要因である生活習慣病は、自覚症状がないままに進行します。自分の血管の健康状態を知るには、今のところ健康診断の結果を見ながら判断していくしかありません。

それ以前に、体にやさしい食生活に改善できれば、血管力の低下を心配することはありませんが。

それでも、どうしても血管の状態を知りたいならば、**病院で手の血圧と足の血圧を測ってもらいましょう。**

比較して、1対1、もしくは足の血圧のほうが高ければ問題なし。足の血圧が低ければ、それだけ足の血流が悪くなっていることを示します。

最近、保険が適用されるようになった、**「血流依存性血管拡張反応の測定」もおすすめ**します。

どういう測定方法かというと、血管をいったん締めて血流を止めてから、一気に緩める。そうすると血管が一気に広がります。そのときに動脈がしっかり拡張できるかどうかで血管の状態を判断します。

動脈硬化が進んでいるときは、柔軟性を失っているので、勢いよく拡張することができません。

逆に健康な血管は勢いよく拡張することができます。

血管の状態を見るなら、これは確実な方法といえます。ほかには、頸動脈の壁が厚くなっているかどうかで、動脈硬化を診断する方法もあります。

血管年齢を診断する測定器がありますが、まだ性能が十分でなく、測定する環境によって誤差を生じることがあるようです。

40歳の人が、その測定で80歳と診断されても、それほど悲観することありません。

違う日に測定したら、きっと違う結果が出るはずです。

それより大切なことは、食生活から自分の生活を見直してみることです。

その一つとして、今回おすすめするのが**「水煮缶健康生活」**です。

血管力を高める食生活を始めましょう。

血管は加齢とともに衰えます。
不健康な食生活を続けていると、その衰えはさらに加速します。
血管の劣化が激しくなると「動脈硬化」を引き起こし、
血管が破裂したり、詰まりやすくなります。
この状態でドロドロの血液が流れ、
脱水症状が起きると心筋梗塞、脳梗塞は目前！
防ぐには、血管力を高める食生活を始めることです。
ポイントは、塩分控えめのバランスのとれた食生活。
健診結果に油断することなく、
血管力を高める食生活を始めましょう。

第2章

サバ、サケ、トマト、大豆……
水煮缶四天王は
ここがすごい！

水煮缶はノンオイル＆栄養価抜群のヘルシー食材！

血管力の低下を抑える「水煮缶健康生活」。もちろん主役は水煮の缶詰です。

缶詰には水煮缶のほかに、ツナ缶やオイルサーディンに代表されるような油漬けというものがあります。

油漬けの缶詰は、コクがあり濃厚な味わいが人気ですが、その分脂質が多く高カロリー。

特に、コレステロールが多い人や太り気味の人、心臓が悪い人などは、油を摂り過ぎないことが大切です。余分なカロリーは体内で中性脂肪となり、体に蓄積されて肥満の原因となったり、健康への悪影響を及ぼします。

そこで健康志向の高まりとともに評価が高まってきているのが、油漬けの缶詰ではなく、**水煮タイプの缶詰です。**

低カロリーでも栄養価はバツグン

現代社会の食生活は、どうしてもカロリー過多になりがちです。そのため、意識的にカロリーを抑えるよう食事に気をつけることが求められます。

水煮缶は、油を一切使用していない体にやさしい食材です。低カロリーながら栄養価が高いので、体重が気になる人や、ダイエットを目指している人も安心して食べることができます。

ヘルシーでさっぱりした味は、老若男女を問わずどんな人にも食べやすく、健康への意識の高まりとともに多くの支持を集めています。

油を気にすることなく気軽に日常の料理に取り入れることができるので、メイン食材としてもサブ食材としても活用できます。**野菜や豆腐などの食材と組み合わせることで、カロリーを抑えた理想的な献立**を作ることができるのです。

水煮缶は塩分控えめ、うまみもたっぷり！

日本人は、世界的に見て塩分をたくさん摂取する傾向があるといわれています。

味噌や醤油などの調味料、漬物など塩分の高い保存食といった食文化が原因の一つに挙げられていますが、最近では外食やコンビニ弁当中心の食事をする人が増え、**知らず知らずのうちに塩分の過剰摂取**になっているケースも多いようです。

塩分を摂り過ぎると高血圧につながり、血管力を低下させます。

また、食欲が増進してごはんの量が増えると、カロリー過多にもなってしまいます。

減塩が健康にとってよいことを知っている人は多くいますが、実践できている人は意外と少ないのが現実です。

水煮缶なら油分も塩分もカット！

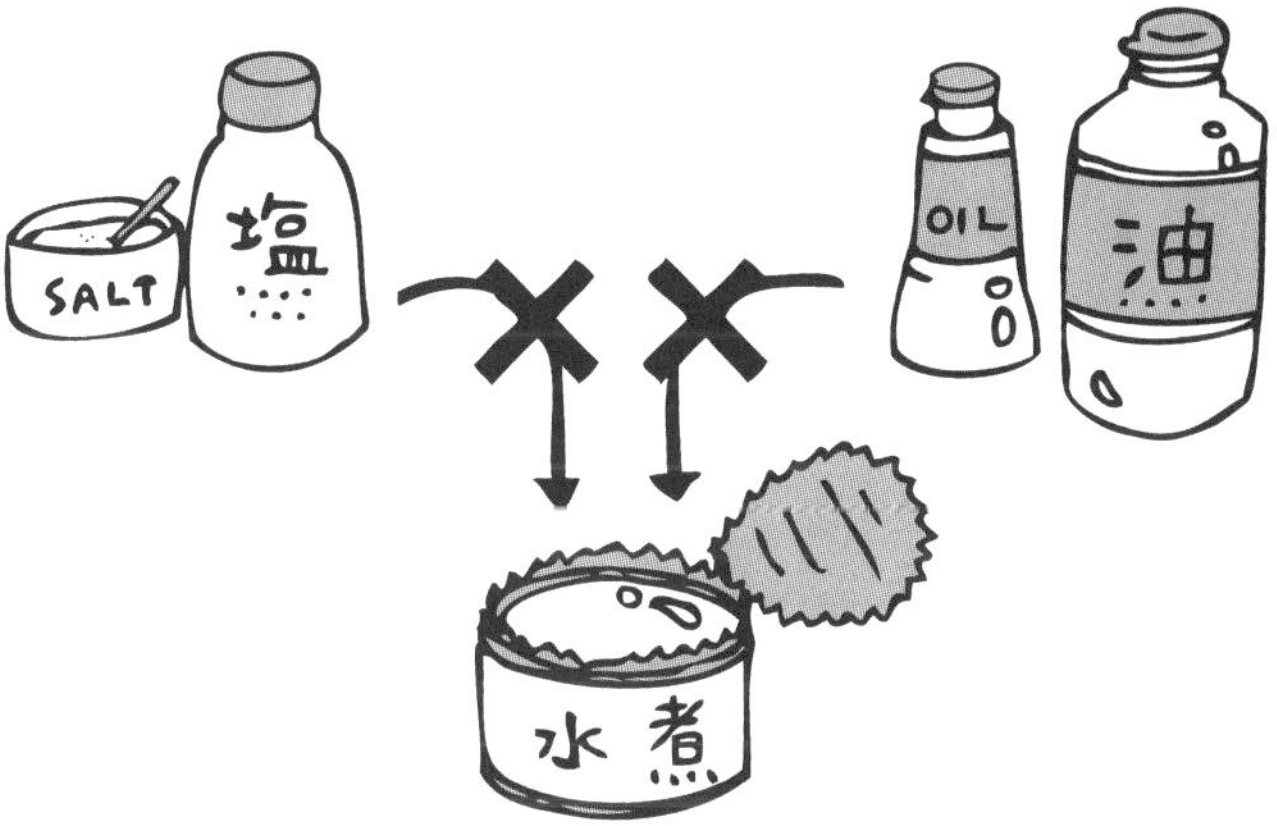

自炊する時間がなかったり、料理するのが面倒だったり、どうやって減塩してよいか分からなかったり……。

そこで、活用したいのが水煮缶です。

薄味だから減塩メニューに最適

水煮缶は味付きの缶詰と違って薄味に加工されており、減塩メニューにピッタリの食材です。

水煮缶の塩分濃度は、0・2〜0・7％。味を良くする日的でわずかに精製塩が使われる程度です。塩分控えめなので、水煮缶にとじこめられたうまみを上手に利用すれば、減塩にも役立つのです。

薄味の食事というと「さっぱりし過ぎて味気ないのでは……」と敬遠されがちですが、**水煮缶は素材や煮汁のうまみをしっかり感じることができ、**調味料を最小限に抑えてもおいしく味付けできます。

そのまま食べても塩分控えめだから、食事に時間をかけたくないという人の常備食としてもおすすめです。

水煮缶を毎日の食事にどんどん取り入れて、**減塩ライフ**を始めましょう。

水煮缶なら良質なたんぱく質を手軽に摂れる！

人間が生きていくために欠かせない栄養素のうち、**炭水化物（糖質）・たんぱく質・脂質を「三大栄養素」**と呼びます。なかでも、たんぱく質は筋肉や臓器、皮膚、血液などを作る大切な成分になります。**たんぱく質が欠乏すると、疲れやすくなる、免疫力が落ちる、貧血が起こる**など、体のさまざまなところに悪影響を及ぼします。

そのため、私たちは健康を維持するために、必要量のたんぱく質をきちんと摂らなければなりません。

たんぱく質をふだんから上手に摂取する方法としてもおすすめなのが水煮缶です。

水煮缶には、高たんぱく食品として知られるサバ缶のように、**良質なたんぱく質を多く含むものがたくさんあります。**

パカッと開ければすぐ食べることができるという手軽さも、水煮缶ならではのうれしいメリット。調理方法も簡単で、ベテラン主婦はもちろん、単身赴任や一人暮らしの人、料理が苦手な人、忙しくて時間のない人、低栄養になりがちなお年寄りなどでも、しっかり栄養を摂ることができます。

日本全国どこでも手に入る

水煮缶は、日本全国どこにいても安定して手に入る便利なたんぱく源です。

私たちは肉や魚、ごはん、野菜など、いろいろな食品からたんぱく質を吸収しています。しかし、すべての地域の人が、それらを新鮮な状態で食べられる環境にあるとは限りません。

たとえば、海から遠い内陸部では鮮度のよい魚介類が手に入りにくいので、魚を使った料理がどうしても少なくなりがちです。しかし、魚の**水煮缶なら全国各地のスーパーやコンビニで販売されている**から安心。いつでも好きなときに買って、不足しがちなたんぱく質を補うことができます。

サバ缶は血液の流れをスムーズにするからすごい！

不規則な生活や栄養の偏り、運動不足、ストレスなどで、現代人の血液は流れが悪くなり、いわゆる**「ドロドロ」の状態になりがち**です。脂質の多い食べ物や甘いものを食べ過ぎて、**血液中の中性脂肪やコレステロールが増えやすく**なってもいます。

そんな**不健康な血液の状態を改善してくれるのがサバ缶**です。

「青魚の王様」と呼ばれるサバは、良質なたんぱく質に恵まれており、青魚の中でもトップクラスの栄養価を誇ります。また、脂（脂質）の多い魚で、**ＥＰＡ（エイコサペンタエン酸）と、ＤＨＡ（ドサヘキサエン酸）をとても多く含む**のが特長。

いずれも人間の体内では作られない不飽和脂肪酸の一種で、体内の血液のめぐりをスムーズにするといわれています。

血液の流れが滞ると体の機能が低下するとともに、血圧が上昇して血管が詰まったり、破裂するリスクが高まりますが、**サバのＥＰＡとＤＨＡはそのような症状を予防**してくれます。できてしまった血栓を溶かす作用もあるといわれます。

血液中のコレステロールや中性脂肪、悪玉コレステロールの低下にもひと役買います。**体内にたまった余分なコレステロールや中性脂肪を肝臓に運び、血管をきれいに掃除する善玉コレステロールを増やす**効果も認められています。

さらに、**ＤＨＡは人間の脳にとっても大切な栄養素**です。

脳を活性化する働きを持ち、記憶力や学習能力を高めたり、脳細胞の発育や機能維持に欠かせない重要な役割を果たすといわれています。

テレビ番組などで紹介された途端、売り切れ店が続出。一時はスーパーやコンビニからその姿を消すほど大きな話題を呼んだサバ缶。ブームの発端となったのは、**ＧＬ**

P－1という最近注目の成分です。

GLP－1は、食べ物が体内に入ってくると、すい臓に働きかけてインスリンの分泌を促進し、**血糖値の上昇を抑制する**といわれています。

また、血糖値が下がり過ぎたときに分泌されるグルカゴンの働きを抑制し、やはり血糖値の上昇を抑えるといわれています。

GLP－1には、**組み合わせるとさらに分泌を促すことができる有効な栄養素**があります。

その有効な栄養素の一つが、**サバ缶に多く含まれるEPA**、それから**食物繊維**です。

高値が続く野菜と比べると、手頃な価格で手に入れられるのがサバ缶。塩分が少なくカロリーも低いため、ダイエットにもピッタリの食材といえます。

さらに、ごぼうやひじき、ワカメなど食物繊維の多い食材と組み合わせると相乗効果も期待できます。「最近ちょっと太り気味かな」という人は、サバの水煮缶でダイエットに挑戦してみるのもいいかもしれません。

ビタミンDやB_2なども豊富

EPAやDHAのほかにも、サバにはさまざまな栄養素が含まれています。**サバに多く含まれるビタミンDには骨を強化する働きがあり、**カルシウムと一緒に摂ると効果が倍増します。その点から考えると、下処理されていて**骨までまるごと食べられるサバの水煮缶**は、カルシウムたっぷりで、理想的な組み合わせといえます。骨粗しょう症予防にも効果的です。**ビタミンB_2は、魚の中でもサバの含有率は上位にランクインしています。**

ビタミンB_2は美肌効果や動脈硬化の予防、老化防止に役立つといわれています。

さらにサバは、ビタミンの中で**最も強い抗酸化作用を持つといわれるビタミンEも豊富に含んでおり、**美しさを保つためにも欠かせない食材です。

若返りビタミンとも呼ばれるビタミンEには血行をよくする働きもあり、冷え症や肩こり、女性の更年期障害の症状緩和にも効果が期待されています。

サバ缶は万能選手！

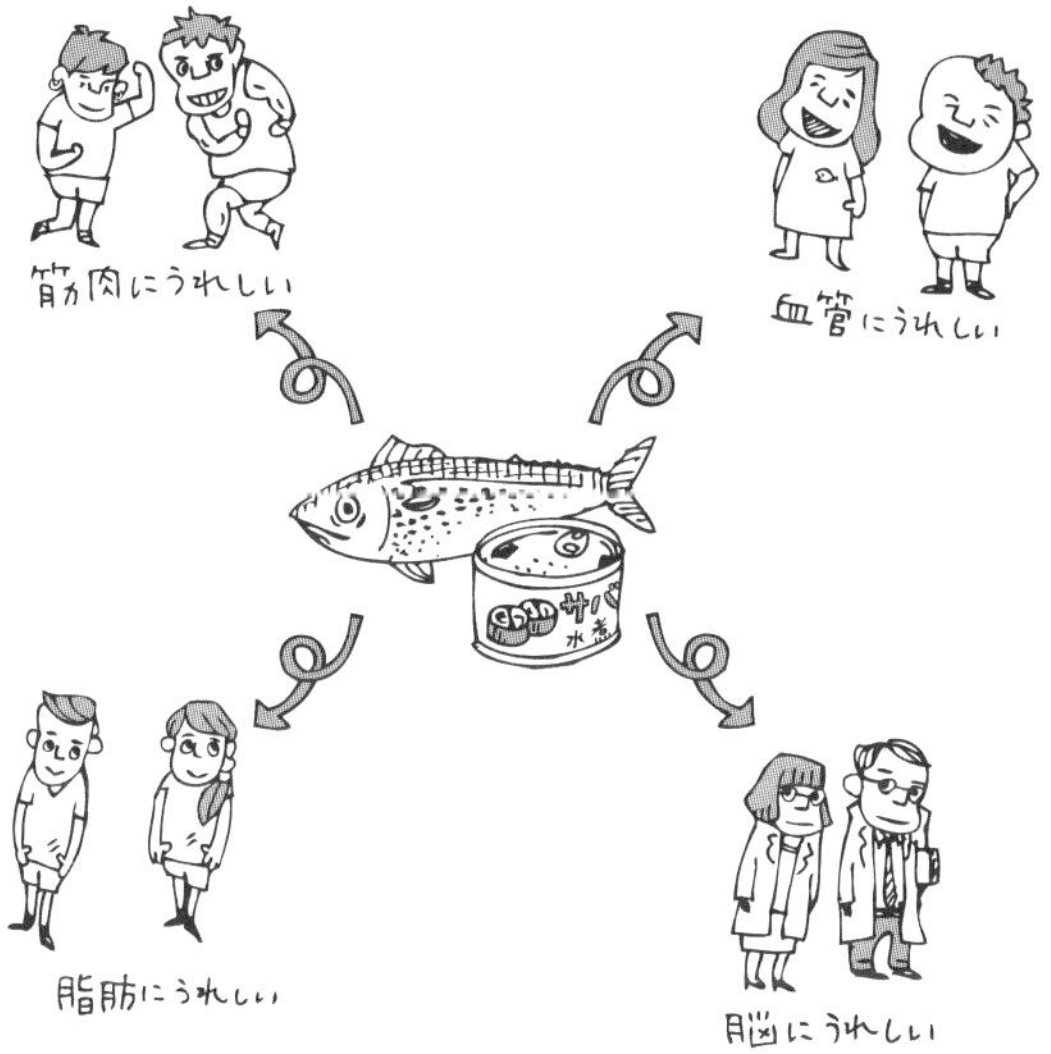

青魚の王様らしく豊富な栄養素を含んでいるサバですが、欠点をあげるとすると鮮度が落ちやすいところです。

しかし、**新鮮なうちに加工して、そのまま缶詰にされている水煮缶なら安心**です。

しかも一番脂がのっていておいしい時期のサバ缶は、栄養価も高く、加熱処理による栄養の損失も最小限に抑えられています。

うまみや栄養が凝縮されている煮汁も捨てずに、スープなどに入れて使い切るといいでしょう。

強力な抗酸化力のサケ缶はすごい！

私たちの身近な魚の一つで、水煮缶の中でもサバ缶と並んで人気があるのがサケ缶です。

日本人はとてもサケが好きで、世界でもダントツの消費量を誇ります。塩焼きにしたり、おむすびの中に入れたり、お茶漬にのせたりと、日々の食卓に欠かせない食材の一つです。

しかし、魚屋さんやスーパーで売られている塩サケや、市販のサケフレーク、スモークサーモン、味付きの缶詰などは、塩分が多いので健康的な食生活から考えるとNG。

そこで、**薄味仕立てで塩分量を調節できる水煮缶**が支持されているというわけです。

サケはサーモンピンクと呼ばれる特有の赤い色をしていますが、じつは分類上は白身魚。赤身魚の色はヘモグロビンなどの色素たんぱくですが、**サケのサーモンピンクはアスタキサンチンというカロテノイドの色**なのです。

アスタキサンチンは自然界に広く分布している天然の赤い色素で、エビやカニなどが多く含んでいます。

オキアミやエビなどをエサとして食べるサケは、それらを通して赤系の色素であるアスタキサンチンを体内に蓄えるため、サーモンピンクになるのです。

体に有害な活性酸素を退治

このアスタキサンチンの特長は、何といっても**強力な抗酸化作用**です。

カロテノイドには、にんじんのβカロテンやトマトのリコピンなど多くの種類がありますが、なかでもアスタキサンチンの抗酸化力はずば抜けていて、**βカロテンの数十倍、ビタミンEの数百倍**ともいわれています。

不規則な生活やストレス、乱れた食事などを続けていると、人間の体内では気づかないうちに有害な活性酸素が増え、体にダメージを与えて生活習慣病や深刻な現代病などを引き起こす原因となります。

そんな**体内にできてしまった活性酸素を退治し、免疫力や自然治癒力を高めてくれる**正義の味方がアスタキサンチンなのです。

アスタキサンチンが働くことで、**悪玉コレステロールの酸化を抑制して血管のトラブルなどを防ぎ、動脈硬化や脳梗塞、心筋梗塞などの病気を予防**することもできます。

アンチエイジングにも有効

加齢とともに記憶力が衰えたり、思考力が低下したりすることを「仕方がない」とあきらめていませんか。

アスタキサンチンは、老化防止やエイジングケアの面でも見逃せない成分です。

サバ缶で活性酸素を撃退！

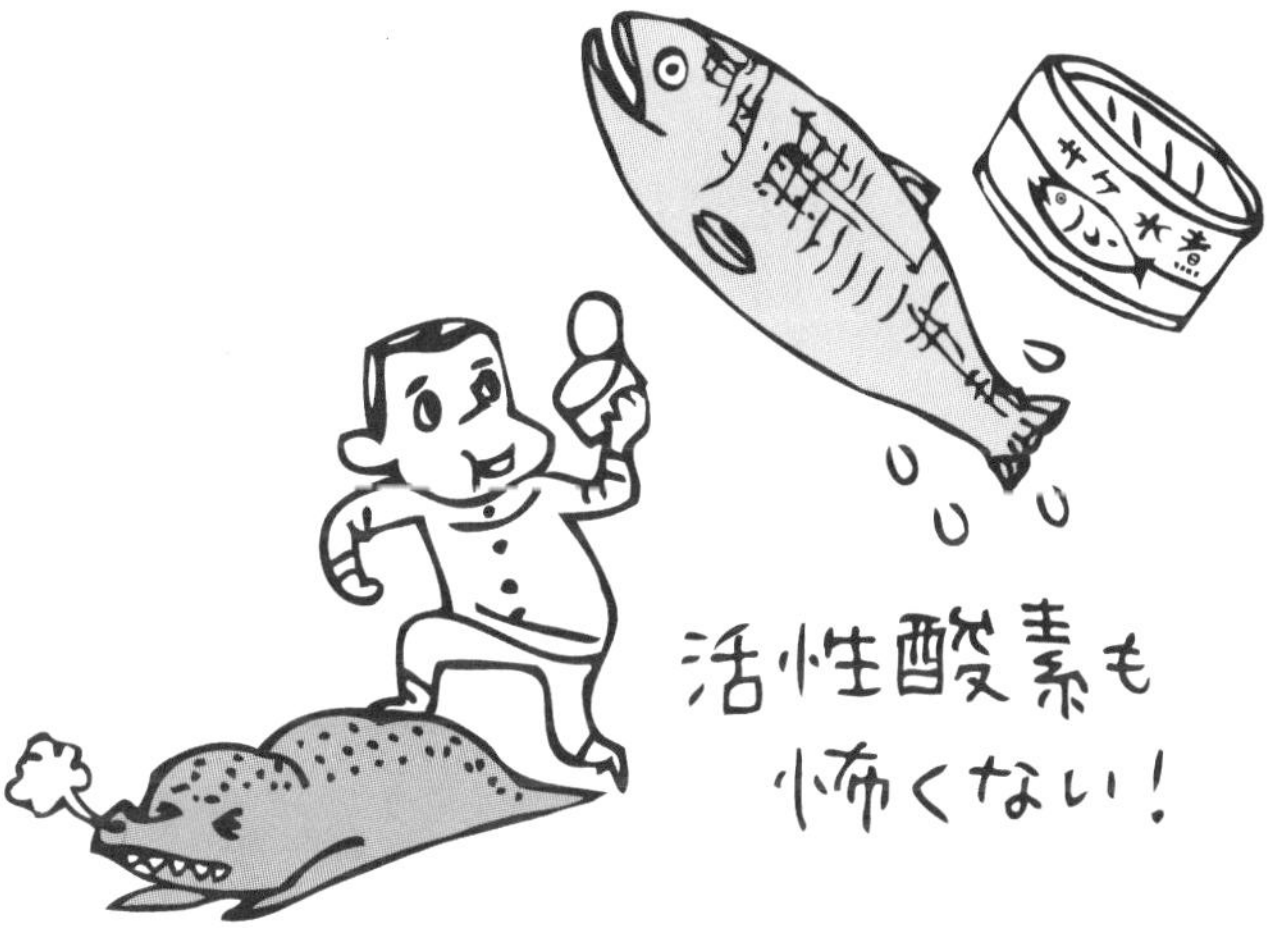

体の中でフル回転で働いている脳は、最もエネルギーを消費するところであり、それゆえに活性酸素のダメージを受けやすい場所でもあります。

脳の神経細胞は加齢とともに減っていき、いったん死滅した細胞が再生するのはほぼ不可能といわれています。

だからこそ、抗酸化作用のあるアスタキサンチンを効果的に摂取して、脳の老化を最小限に抑えたいものです。

また脳だけでなく、年をとるとシミやシワが増えたり、体のさまざまな機能が衰えてきますが、**アスタキサンチ**

ンを補うことで体が本来の機能を取り戻し、老化の進行を抑制する効果が期待できるとされています。

バランスよく栄養が摂れるサケ缶

サケには、消化吸収率に優れている良質なたんぱく質が含まれています。

それから、サバよりは少ないものの、不飽和脂肪酸のＤＨＡとＥＰＡも含まれており、**血液の流れをよくして血栓や動脈硬化の予防にも**役立ちます。

また、サバと同様にビタミンＤが多く、水煮缶で骨ごと食べることでカルシウムの吸収を高めて骨を強くする効果もあります。

栄養素がギッシリのトマト缶はすごい！

たくさんの栄養素をバランスよく含むトマトは、低カロリーでヘルシーな万能野菜。そんなトマトを新鮮なうちに湯むきして、トマトジュースを注いで加熱殺菌・加工したものが、トマト缶です。

丸のままの「ホールトマト」、角切りや乱切りにカットされた「カットトマト」などがあり、加工の段階で皮やヘタ、芯、タネを取り除いてあるので、フタを開けてすぐ料理に使うことができてとても便利です。

一缶１００円前後からという価格も魅力で、生のトマトは高くてなかなか手を出しづらいという人も気軽に買うことができ、容量もたっぷり入っています。

また、**おいしい時期にもぎとられた完熟トマトを詰め込んでいる**から、いつでも新鮮なおいしさを味わうことができます。

おいしいうまみ成分がたっぷり

トマトには、**グルタミン酸と呼ばれるうまみ成分が豊富に含まれています。**

グルタミン酸はアミノ酸の一種で、昆布などにも多く含まれているものです。

昆布が日本食の「だし」に使われるように、スープやソース、煮込み料理などにトマト缶を加えると、味に深みがでておいしくなります。

にんにくとの相性もよいので、組み合わせてみるといいでしょう。

また、トマトには特有の「酸味」がありますが、その酸味を構成する要素の一つがクエン酸。**クエン酸は胃液の分泌を促して食欲を増進させるほか、体の新陳代謝を促進してエネルギーを作り、疲労のもとである乳酸をスムーズに代謝する**働きがあるといわれています。トマトの酸味には魚料理や肉料理の臭みを消して料理の味を引き立てる効果もあるので、**サバ缶など魚の水煮缶と組み合わせるのもおすすめ**です。

生トマトに負けないトマト缶！

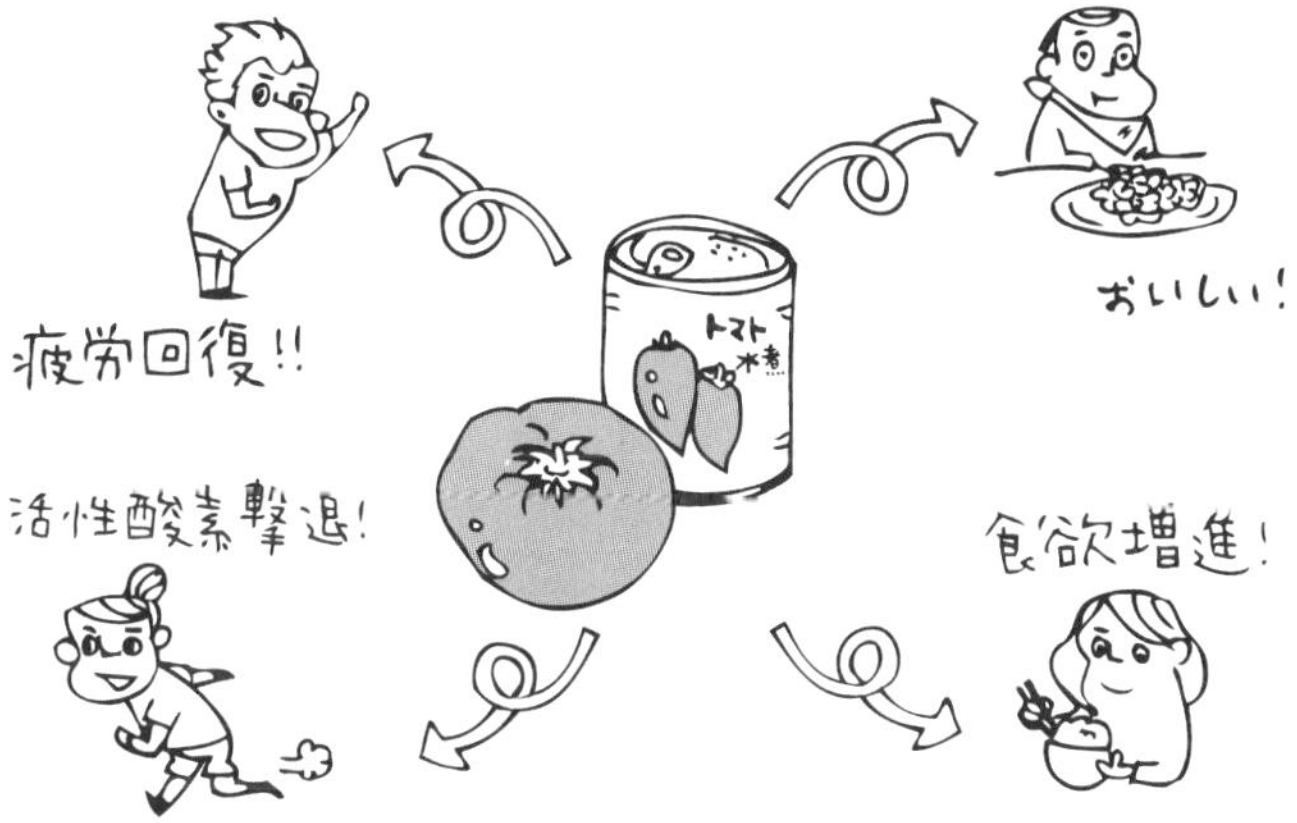
疲労回復!!
トマト水煮
おいしい!
活性酸素撃退!
食欲増進!

リコピンの抗酸化作用で病気を予防

トマトの赤い色素は、リコピンという成分です。リコピンはカロテノイドの一つで、ニンジンやホウレンソウに多く含まれているβカロテンの仲間です。

カロテノイドには抗酸化作用がありますが、**リコピンはβカロテン以上にパワーがあるといわれています。万病のもととなる活性酸素を抑え、生活習慣病などを予防してくれるリコピン。**緑黄色野菜の中でも、このリコピンを特に多く含むのがトマトです。

リコピンは肺などの細胞膜を強化し、**肺や**

そのほかの臓器の炎症をやわらげる作用も期待されています。インフルエンザなどで肺に炎症を起こしているときの食事にもおすすめです。また、ＰＭ２・５などの大気汚染が問題となっている昨今では、その予防策としてもトマトのリコピン効果は注目を集めています。

トマト缶のトマトは、生のトマトよりも真っ赤な色をしていますが、もちろんこれは着色料などの人工的な色ではありません。加工用のトマトは生で食べるトマトと品種が違い、「赤系トマト」と呼ばれる色の濃いタイプなのです。

缶詰にするときに熱を加えるので栄養成分が壊れてしまうと思われがちですが、じつは**缶詰は生のトマトよりも栄養価が高い**といわれるほどです。というのは、リコピンは色が濃いほど抗酸化作用が高いといわれ、うまみ成分のグルタミン酸は赤く熟しているほど増えるといわれます。つまり、**トマトの栄養をより効率よく摂ることができるのが、トマト缶**なのです。

良質なたんぱく質が豊富な大豆缶はすごい！

大豆は「畑の肉」と呼ばれるほど、良質なたんぱく質を持つ健康食品です。

私たちの体はたんぱく質、炭水化物、脂質などの栄養素からできており、たんぱく質は筋肉や血液などを形成しています。

このたんぱく質を作っている成分にアミノ酸があります。

人間の体は20種類のアミノ酸を必要としていますが、そのうち9種類のアミノ酸（必須アミノ酸）は体の中で作ることができません。

そのため、足りないアミノ酸は食事から摂取する必要があり、一つでも不足すると筋肉の増強や細胞の再生ができなくなります。

良質なたんぱく質が含まれる食材とは、必須アミノ酸を一定量以上摂ることのでき

る食材で、そのバランスを、「アミノ酸バランス」と称してスコア（点数）で表しています。点数が高ければ高いほど良質のたんぱく質として評価されます。

良質なたんぱく質は、赤身の肉や魚など動物性の食品に多く含まれていますが、植物性食品である大豆は、植物の中ではアミノ酸スコアの高い食材です。**大豆のたんぱく質は、動物性のたんぱく質よりコレステロールが少なく、血管を強くする働きがある**といわれています。

食材との組み合わせで栄養素がアップ

植物性のたんぱく源として、ベジタリアンにも人気の大豆。

たんぱく質は、野菜や穀類などにも入っていますが、いずれも必須アミノ酸のどれかが欠けていたりします。

どんなに野菜ばかりをたくさん食べても、バランスが偏っていては効果が半減。せっかくのたんぱく質もエネルギーに変わらず、体内で十分な力を発揮できません。

そこで、おすすめなのが、**大豆で良質なたんぱく質を摂ると同時に、複数種類の野菜や穀類を組み合わせて食べる**ことです。

そうすることで不足しているアミノ酸を補い合い、栄養価をさらに高めることが可能になります。

大豆はごはんとの相性バツグン

大豆はごはんとの相性がとてもよい食材です。

植物性食品の中でもダントツのアミノ酸スコアを誇るのが大豆のたんぱく質ですが、動物性のたんぱく質に比べるとやや低くなります。

しかし、そこに**ごはんが加わると、動物性のたんぱく質に負けないくらい良質なたんぱく質に変化**します。

大豆は、９種類の必須アミノ酸のうち「リジン」は多く含みますが、「含硫アミノ

大豆缶はごはんと組み合わせてさらにパワーアップ

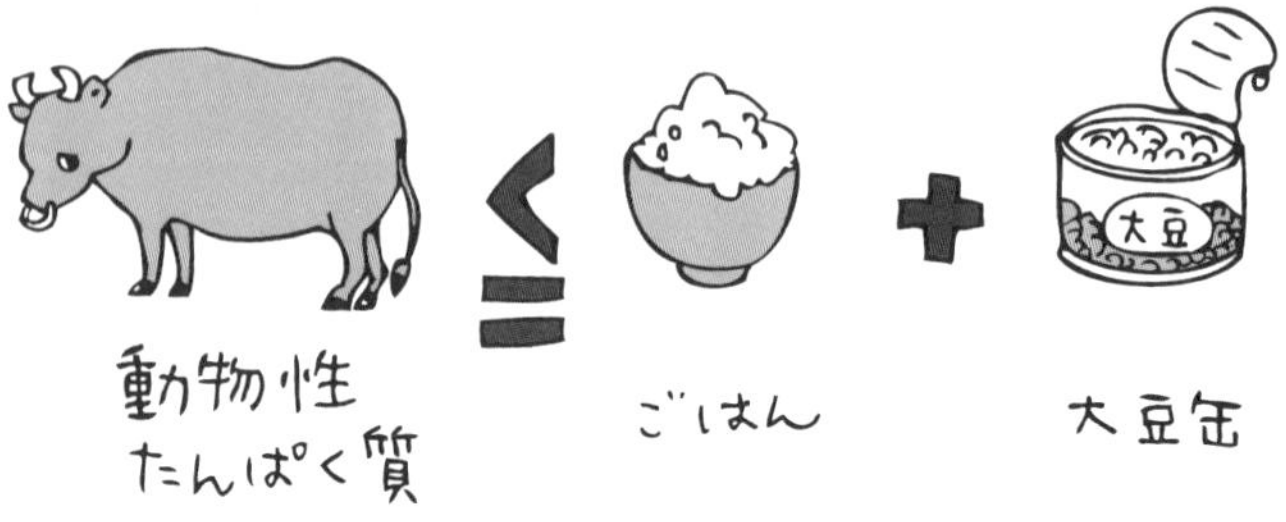

酸」は少なめ。

一方のごはんには、「リジン」は少ないけれども、大豆に不足している「含硫アミノ酸」が豊富に含まれています。

つまり、大豆とごはんを組み合わせて食べることで、**双方に欠けている必須アミノ酸を補い合う**ことができるのです。

大豆中心の日本食は理想的な食事

大豆は昔から日本の食生活になくてはならない大切な食材です。

豆腐、味噌、醤油、納豆、煮豆、きな粉、湯葉、おからなど、大豆加工食品はじつに多岐にわたります。

最近では大豆をベースにした豆乳や豆乳ヨーグルトな

ども人気です。

日本人が、肉や魚といった動物性たんぱく質をたくさん摂ることが難しかった時代においても丈夫で健康な肉体を維持できたのは、**米と大豆食品を一緒に食べる文化**があったからです。

また、日本人はワカメや昆布、ひじきなどの海藻類もよく食べますが、これらの海藻類にはヨウ素というミネラルが多く含まれています。

摂り過ぎると甲状腺障害などを引き起こす恐れがある栄養素ですが、味噌汁など、ヨウ素の吸収を抑制する大豆と一緒に食べる習慣があるため、過剰摂取を防ぎ、バランスよく吸収することができています。

「味噌汁にワカメ」「ひじきと煮豆」「昆布だしに豆腐」といった一見よくあるおかずは、じつは絶妙な組み合わせで作られているのです。

そして、主食であるごはんに味噌汁。**大豆を中心にした昔ながらの日本食は、栄養**

的に見ても理想的な食事です。

血液中のコレステロールを抑制

大豆には良質のたんぱく質以外にも、たくさんの有効成分が含まれています。なかでも、注目を浴びているのが**大豆サポニンや大豆イソフラボン**です。

サポニンは、体内に入ると血液中のコレステロールを減らす働きをします。また、抗酸化作用があり、血液の酸化を防いで血管の若さを保つともいわれています。

また、イソフラボンは女性ホルモンのエストロゲンと似た働きをすることで知られており、加齢とともに減少するエストロゲンの分泌量の不足をカバーします。

ホルモンのバランスを整え、更年期障害や生理不順、月経痛などに効果があるといわれています。

大豆を効果的に食べれば、老化防止や免疫力向上、動脈硬化や高脂血症の予防など、体によい作用がいろいろ期待できます。

肥満体質の改善やダイエットをしたい人は、動物性のタンパク質の摂取を減らして大豆で代用しましょう。

乾燥大豆はひと晩水で戻すなどの下処理に時間がかかりますが、**水煮缶ならすでにやわらかく調理されているので、下ごしらえが不要。**そのまま料理にプラスするだけで、手軽に摂ることができます。

また、大豆本来の持つ栄養素は缶詰にするときの加熱によってもほとんど損失しないといわれているので、積極的に活用するといいでしょう。

食生活を改善するサバ、サケ、トマト、大豆。

血管力を高める食生活におすすめなのが、
塩分控えめ、低カロリー、栄養価バツグンの水煮缶。
なかでもおすすめなのが、サバ、サケ、トマト、大豆の水煮缶です。
血液の流れをスムーズにするだけでなく、
豊富な栄養素を含んでいるサバ缶。
血管力を弱める活性酸素を強力に退治してくれるサケ缶。
低カロリーでヘルシーな万能野菜のトマト缶。
植物なのに良質なたんぱく質がしっかり摂れる大豆缶。
日本全国どこでも手に入れられるから、今日の食卓から活用できます。

第3章

おいしくて、便利で、家計にもやさしい水煮缶！

一缶100円前後。安くておいしい水煮缶！

水煮缶の魅力の一つは、値段の安さです。

種類にもよりますが、**一缶あたり100円前後**から買うことができるので、安い食材と組み合わせると食費をグンと抑えることができます。

たとえば、ビタミンB_1・B_2が豊富なもやしを1袋28円で買って水煮缶と一緒に調理すれば、たったの百数十円でボリュームたっぷりの立派なおかずが完成。

ファストフードなどの外食で済ませてしまうよりも、ずっと栄養バランスのよい食事になります。

また、時間のあるときにたくさん作って冷凍ストックしておけば、**市販の冷凍食品を買うよりもリーズナブル**です。

頭や尾を除いて食べやすく加工された魚の水煮缶のように、おいしい部分だけを缶の中にギュッと凝縮してあるところも大きなポイント。**生で買うよりお得感がある**ものも少なくありません。

身近な場所で手に入る庶民の味方

スーパーやコンビニ、百円ショップなど私たちの身近な場所にある水煮缶は、必要なときにいつでも手に入る庶民の味方。季節を問わず、さまざまな食材を選ぶことができます。

最近では、メーカーや種類もバラエティ豊かになっており、選択肢の幅も広がっています。**1~2人分の食事にちょうどよい量のものも多く、食材の無駄を抑えることができる**ところも見逃せません。

お財布がピンチ……というときや、食費を節約したいという人にはもちろん、ちょっとぜいたくなタイプの水煮缶も出ているので、その日の気分や懐具合に合わせて使い分けるのもおすすめです。

新鮮な素材を加工したおいしさがずっと長持ち！

水煮缶の最大の特長は、何といっても**「保存性」**。

一般的な水煮缶は、賞味期限が数年単位で設定されており、長期間保存することができます。

魚や肉、野菜など生の食材は、冷蔵庫や冷凍庫で保存しておかないとどんどん鮮度が落ちて、傷んだり腐ったりしてしまいます。また、冷蔵庫や冷凍庫で保存したとしても、できるだけ早く食べるのが鉄則です。

しかし、缶に密閉して高温殺菌処理をしている水煮缶は、**夏の暑い時期などでも心配無用。**

もちろん、冷蔵庫に入れる必要もなく、常温でオールシーズン棚などに保管してお

水煮缶は１年サイクルで食べきる

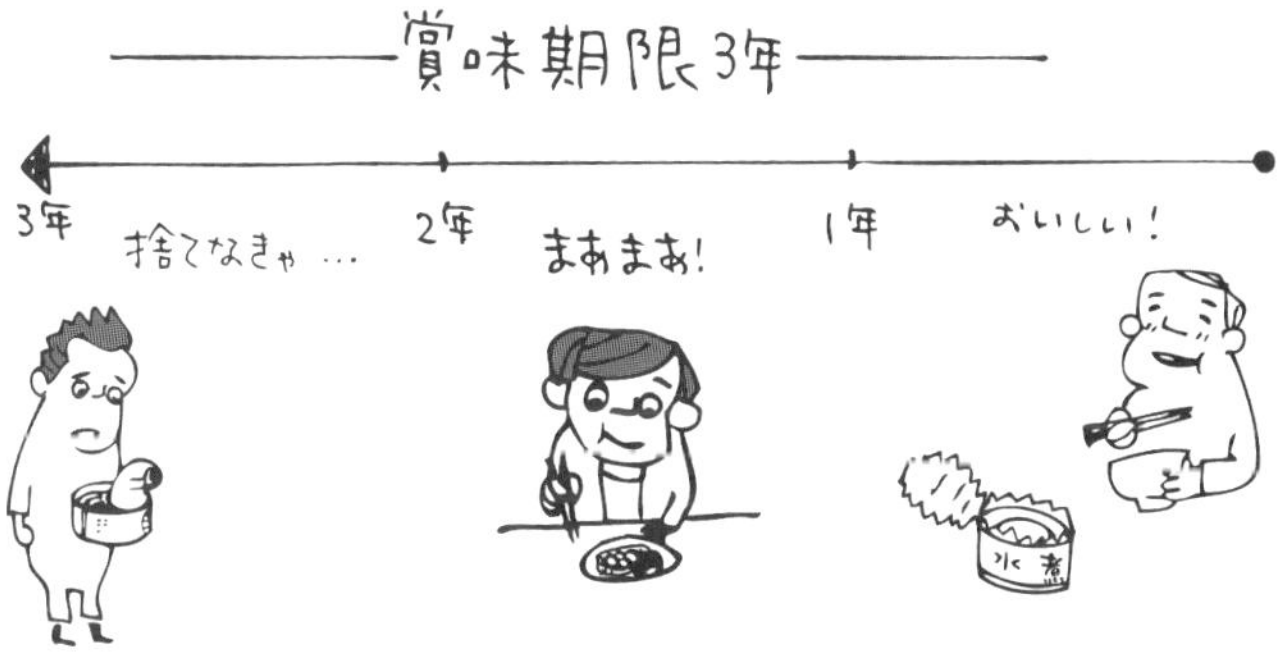
賞味期限3年
3年
捨てなきゃ…
2年
まあまあ!
1年
おいしい!
水煮

くことが可能です。

また、**素材が新鮮なうちに加工されたそのままのおいしさが、ずっと長持ちする**ところも水煮缶の大きな魅力。

セールのときにたくさん買ってストックしておけば節約にもなるし、日頃から常備しておくと必要なときにパパッと献立に取り入れることができてとても便利です。

買いものに行く時間がないときにも、心強い味方になってくれることは間違いありません。

１年以内のサイクルで使い切る

保存食として大変優秀な水煮缶ですが、だからといって何年も置きっぱなしにしておくことは避けたいものです。

あまり**長い時間が経つと金属缶の匂いがついて中身が臭くなったり、せっかくの風味もどんどん落ちてしまいます。**

その結果、食べないまま捨ててしまうということにもなりかねません。

「賞味期限はまだ先だから大丈夫」「いざというときのためにとっておこう」などと賞味期限ギリギリまで放置するのではなく、だいたい**1年以内を目安に**使って、定期的にストックを入れ替えるようにしましょう。

骨ごと食べられるから、カルシウム満点！

水煮缶というと生の食品よりも栄養価が低いと思われがちですが、じつは新鮮な素材をそのまま缶に閉じ込めることでうまみや成分がギュッと凝縮されており、**生で食べるよりも効率的に栄養を摂取できる**ものも少なくありません。

完熟トマトを使ったトマトの水煮缶は、**生のトマトよりリコピンなどの栄養価やうまみ成分が高い**ことで知られています。また、魚をまるごとやわらかく加工した魚の水煮缶は、ギッシリ詰まった**身の部分と一緒に骨まで食べられる**ので栄養満点。普通に焼き魚や煮魚に調理して食べるよりも、カルシウムをたくさん摂ることができる優れモノです。

長時間煮込んだり、圧力釜を使うなど、時間や手間をかけて調理する必要がないところも大きなポイント。不足しがちといわれる**カルシウムの補給にもピッタリ**の食品として注目されています。

相性のよい食材と一緒に食べると効果的

水煮缶を食べるときに意識するとよいのが、**栄養素の働きと組み合わせる食材**です。それぞれの食材が持つ栄養素や効果は、一緒に食べるものの組み合わせや食べ合わせ次第で、その栄養素をより効率的に摂取できるようになったり、逆に効果が半減してしまうこともあります。そのため、おいしさはもちろん、栄養面でもプラスの働きをする食材を選ぶようにすることが肝心です。

骨ごと食べられる**カルシウムたっぷりの魚の水煮缶なら、カルシウムの吸収を助けるお酢と一緒に調理するのがおすすめ。**缶から出してそのまま酢の物にするだけでも、カルシウムの吸収率を高めて栄養価の高いおかずになります。

せっかくの水煮缶のよさを最大限に生かすためにも、栄養素の相性と組み合わせを意識しながら食材をチョイスして、さらなる相乗効果を引き出しましょう。

下ごしらえ済みだから料理時間が超短縮！

水煮缶は、忙しい現代人にぴったりの**時短食材。**缶詰に加工するときに食材の**下ごしらえが済んでいる**から、ほんのひと手間加えるだけで簡単においしい料理を作ることができます。

たとえば、普通の生魚を買って骨まで食べられるように調理しようとすると、長時間煮込んだり、圧力釜を使ったりと、準備や時間が必要になります。

しかし、水煮缶ならフタをパカッと開ければＯＫ。すでに骨までしっかりやわらかくなっており、**下処理不要で料理に使うことができます。**

大豆などの乾燥の豆も水に戻して使うとなるとひと晩浸水させたり、下煮をする時間がかかりますが、水煮缶はすでにやわらかく加工済みなので、そのまま入れるだけで手軽に大豆料理が完成します。

また、トマトも水煮缶を使えば水洗いや湯むきなどの手間が省けて、とっても便利。容量が多く一缶でたっぷり作ることができるのでお得感もあり、パスタやスープ、カレーなど幅広い料理で活躍します。

プライベートの時間も充実

仕事から帰って「お腹が空いた。早く何か食べたい」というときに、パパッと調理できる食材があるとうれしいもの。

時間をかけずにサッと料理を済ませたいときにはもちろん、料理が苦手な人でも、下ごしらえさえ済んでいれば「ちょっと料理をやってみようかな」という気分になるのではないでしょうか。

また、料理や食事に費やす時間が少なくなることで、それ以外のプライベートタイムを充実させることができるというメリットもあります。限られた時間を有効に使うという意味でも、水煮缶はぜひ活用したい便利アイテムといえるでしょう。

うまみたっぷり、調味料としても使える便利な優等生！

「料理の腕に自信がない」「味付けが苦手」という人にも、ぜひおすすめしたいのが水煮缶を使った料理です。

素材のうまみが凝縮されている水煮缶は、調味料としても優秀な食材。入れるだけで風味が増すので、そのままの**素材の味をベースに少し味付けするだけで、手軽においしい料理ができ上がります。**

サバの水煮缶などは、ポン酢をかけるだけでも十分おいしく食べられます。

また、キャベツやレタスなどの野菜と組み合わせればサバのうまみ成分が染み込み、たんぱく質やカルシウム、野菜の栄養素などもしっかり摂れるヘルシーなおかずになります。

缶詰の**煮汁にもうまみ成分がたっぷり含まれているので、**捨ててしまわずに上手に利用するといいでしょう。

余った野菜がおいしいおかずに早変わり

特売日に買い過ぎてしまったり、人からもらったりして、食べきれずに冷蔵庫に入れたままにしている残り物の野菜はありませんか。

そのまま食べるのは味気ないけど、どう調理すればいいのか思いつかない。料理に使うには中途半端に量が少ない。かといって、まだ食べられるから捨ててしまうのはもったいない……。

そんなときにも役立つのが、水煮缶です。

買い置きしているストックから好きなものを一缶取り出して、**余りものの野菜と一緒に料理をすれば、栄養もボリュームも大満足の一品に早変わり。**

食材の無駄をなくして、おいしく食べきることができます。

薄味だから味付けも献立も自分好みに自由自在！

保存食や非常食など、以前はどちらかというと地味なイメージだった缶詰ですが、**防災アイテムとしてにわかに脚光を浴びるようになり、**醤油や味噌などの定番の味だけでなく、洋風、エスニックなど多彩な味が登場。いまや私たちの食生活に欠かせない存在になってきています。

人気が高まるとともにグルメ志向も強くなり、クオリティもアップして選択肢がグンと広がりました。しかし、どんなにおいしいものでも、毎日食べ続ければ飽きるもの。濃い味付けのものも多いので、塩分や油分の摂り過ぎにもなりかねません。

日常的に食べるなら味付きの缶詰よりも、薄味に仕上げられた水煮缶を選ぶことがおすすめです。

アレンジ自由自在で飽きがこない

水煮缶は、素材そのものの味を生かしてシンプルな味付けで加工されているのが特長です。**どんな食材とも相性がよく、和・洋・中を問わず幅広い料理に使うことができます。**

保存料や着色料、化学調味料などが一切入っておらず、無添加、有機オーガニックなどのものも増えており、水煮缶は健康への安心感や安全性といった面でも見逃せない食材です。

自分好みに味付けできるところも大きなポイント。**調理方法を工夫すれば、献立のバリエーションは自由自在**です。「今日はどんな味にしようかな」などと、その日の気分に合わせてメニューを考える楽しさも、水煮缶を使った料理ならではの醍醐味。

アレンジ次第でいろいろな味を楽しむことができるから、飽きにくいというメリットもあります。

いざというときの非常食にも大活躍！

東日本大震災をきっかけに防災に対する意識が高まり、非常食としても脚光を浴びている缶詰。災害時に、スーパーで長時間長蛇の列に並ぶのは精神的にも肉体的にもかなり過酷なものです。いざというときのためにたくさん買い置きしているという人も多いのではないでしょうか。

常温で長期保存が可能な水煮缶が非常食として優秀なことは言うまでもありませんが、優れているところは保存性だけではありません。

缶を開ければそのまま食べることができ、**どんな環境でも手軽にしっかりカルシウムや食物繊維などの栄養を摂ることが可能。**料理に使えば味付けなどのアレンジも自由自在で、幅広いメニューに対応してくれます。

素材のうまみがギュッと詰まっているから、おいしさも満点。値段も安くてスーパーやコンビニなどどこでも手に入る、最強の防災アイテムなのです。

乾物と一緒にストックがおすすめ

非常食として缶詰を保存しておくなら、**ひじきや昆布など乾物と一緒にストックしておくのがおすすめ。**缶詰だけで調理するよりもメニューの幅も広がり、栄養バランスもグンとアップします。

ただし、いざ水煮缶を食べようとしても、調理の仕方が分からないという人が意外に多くいます。そのまま食べることができるといっても、それだけではあっという間に飽きてしまうかもしれません。

非常時に上手に活用することができなければ、保存食としての魅力も半減。

水煮缶や乾物という食材に慣れておくという意味でも、日頃から積極的に料理に取り入れてレパートリーを増やしておきましょう。

生ゴミが出ないから悪臭ゼロ、まな板もクリーン！

野菜の皮や切り落とした部分、魚や肉の骨・内臓など、料理をするときにどうしても出てしまう生ゴミ。自炊をする以上は避けて通れないものですが、悪臭を放ったりすると嫌なものです。

特に夏場は、ちょっと放置しただけでも虫が発生することもあるなど、キッチンの大きな悩みとなることも少なくありません。

なかには、生ゴミが出るのが嫌で料理をしないという人もいるほどです。

そんな**ゴミの面からも便利なのが、水煮缶。**

水煮缶は基本的に調理済みなので、缶から出すだけでＯＫ。

やることといったら**空き缶の中を洗って資源ゴミとして出すくらい**で、生ゴミが出

水煮缶は環境にもやさしい

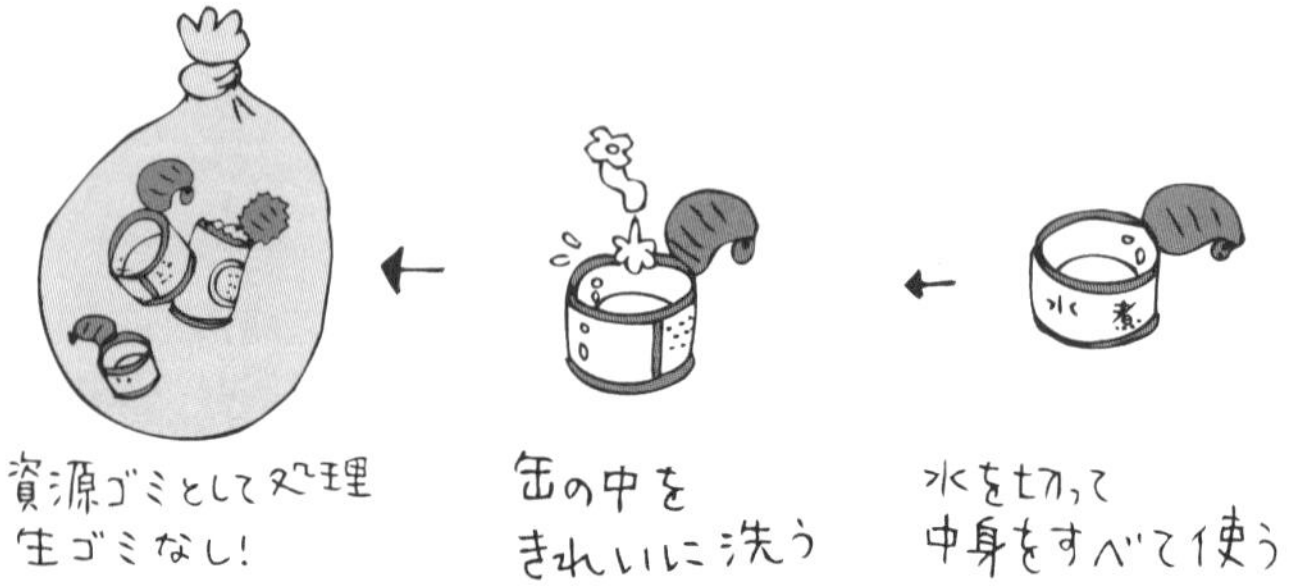
水煮
水を切って
中身をすべて使う
缶の中を
きれいに洗う
資源ゴミとして処理
生ゴミなし!

ることはありません。

野菜などほかの食材と組み合わせたとしても、水煮缶の分のゴミはほとんど出ないわけだから、**生ゴミの量を最小限に減らすことができます。**

レジャーやアウトドアにも便利

生の魚や肉の調理・下処理などをするときは、まな板や包丁に臭いがついたり、きちんと手入れをしておかないと汚れが残ったりしてしまいます。

しかし、**水煮缶を活用すれば包丁やまな板を汚すこともありません。**

特に、雑菌が繁殖しやすい時期などは、水煮缶を積極的に料理に取り入れると重宝するでしょう。

また、生ゴミが出なくて優秀なおかずである水煮缶は、家のキッチンだけでなく、旅行やキャンプ、ハイキングなどのレジャー、アウトドアシーンでも人気のアイテムです。

最近の缶詰は缶切りのいらないタイプが増えて使いやすさもさらにアップ。

日常生活のさまざまな場面で、私たちの栄養をサポートしてくれることは間違いありません。

開けたらすぐに食べるか調理するのが鉄則！

缶詰といえば、開封しなければ常温で長期間保存できるところが大きな魅力ですが、**一度開けてしまったらすぐに食べる、あるいはすぐに調理する**ことが鉄則です。もし開けたときに食べきれない場合は、ガラス容器など別の入れ物に中身をすべて出しておくことが大切です。

缶詰は一般的にブリキ缶などの鉄製の容器に入っていますが、**フタを開けて空気に触れるとどんどん酸化していきます。**

水煮缶の中身を酸化した容器に入れたまま放置しておくと、鉄の錆臭さが移ってしまう上に、味も悪くなってしまい、せっかくのおいしさが損なわれます。

また、缶詰は開封していないときは中身が無菌の状態ですが、缶を開けると外から細菌が入って生モノと同じように腐ります。

保存の際は冷蔵庫に入れ、できるだけ早く食べきってしまいましょう。

定期的に消費しておいしさキープ

缶詰の保存性は加工食品の中でも特に高く、一般的にその賞味期限は3年ぐらいといわれています。

しかし、いくら常温で長く保存ができるとはいっても、保存するときの環境や温度などに影響されて色や香り、味が変化したり、時間の経過とともに品質が低下してしまうことは避けられないものです。

缶詰を購入したら、まずは賞味期限を確認。保存している間でも、表示されている**賞味期限までの残存日数にかかわらず、早めに食べること。**

これが、常においしく水煮缶と付き合う秘けつです。

水煮缶健康生活は手軽に始められるからうれしい。

健康生活に水煮缶を取り入れるメリットは、その手軽さにあります。
まず、何といっても安い。
一缶100円前後だから、食生活改善にかかるコストをグンと抑えられます。
しかも、スーパー、コンビニなど身近な場所でいつでも手に入れることができます。
長期保存ができて、おいしさも長持ち。
下ごしらえ済みだから料理時間を大幅に短縮することもできます。
まな板を汚すこともなければ、生ゴミも出ません。
水煮缶健康生活は無理なく始められるからすごいのです。

第4章

血管にやさしいヒント付き
水煮缶健康レシピ

塩加減を自分で調整できるのが、
水煮缶の特徴です。
減塩を意識している場合は、
そのまま薄味を楽しむことができます。
そこで、レシピ内の一部調味料は
「適量」と表示しています。

基本のサバ缶メニュー

万能作り置きおかずの代表！

1缶分 461 kcal

サバ缶フレーク

汁ごと使ってうまみもたっぷりのお手軽フレーク

◉材料（1缶分）

サバ缶……1缶

A
- 酒……大さじ1
- 醤油……大さじ1
- みりん……大さじ1
- 砂糖……小さじ1
- 生姜……1かけ

白いりゴマ……大さじ2

◉作り方

①生姜はすりおろしておく。

②鍋にサバ缶を汁ごとあけて、Aの材料をすべて入れる。

③中火にかけ、汁気がなくなるまで炒める。

④白いりゴマを入れ、フレーク状になったら火をとめる。

血管にやさしいヒント①

- ゴマに含まれるセサミンが強い抗酸化作用で動脈硬化を予防。
- 生姜の辛味成分であるジンゲロンとショウガオールは血行をよくして身体を芯から温めます。
- サバでたんぱく質をしっかり摂れるので、食欲がないときに役立つ常備菜。
- できあがりに刻み海苔をちらすと、さらに風味がアップします。

recipe 01

基本形

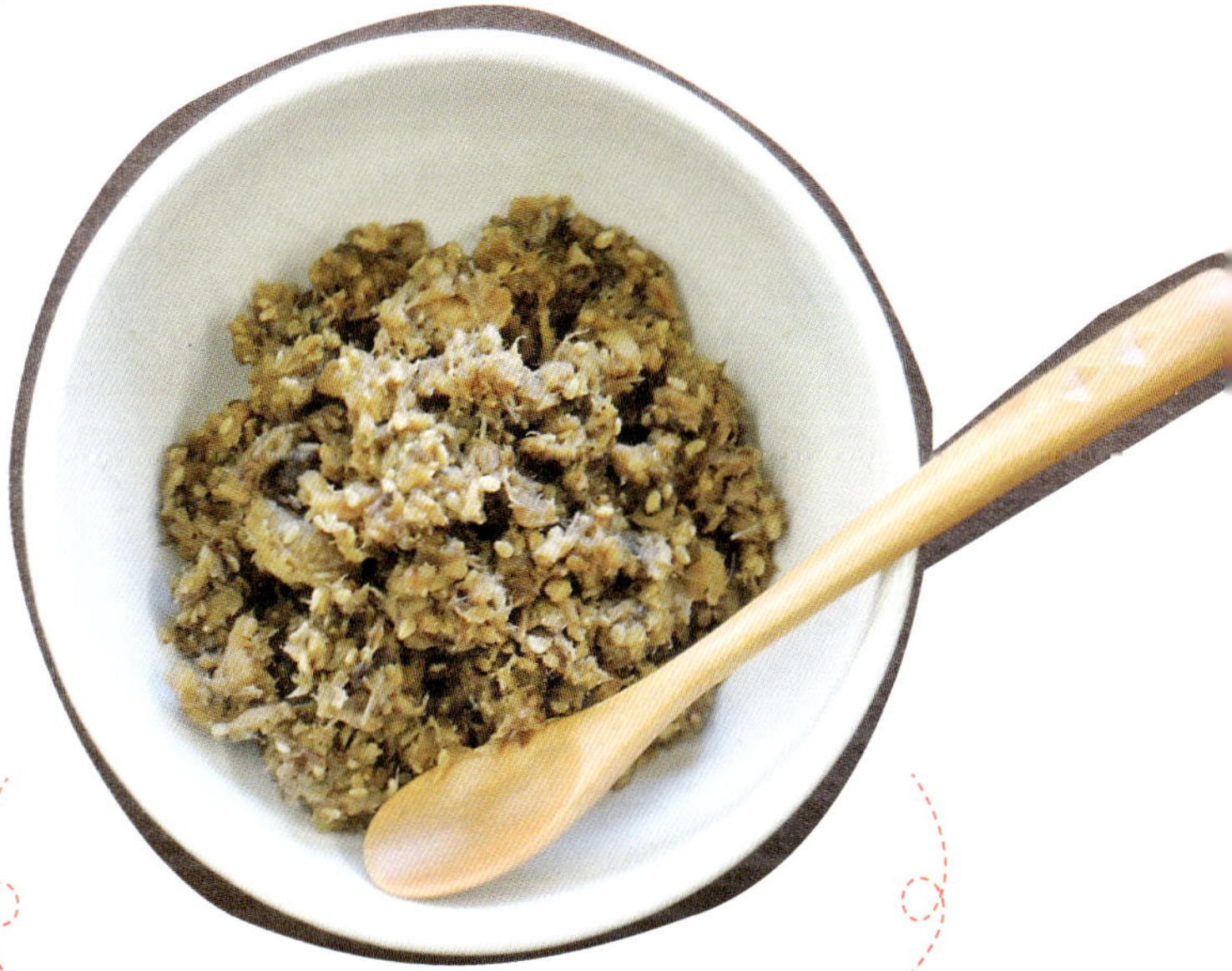

応用 2

クリームチーズと一緒にクラッカーにのせて！

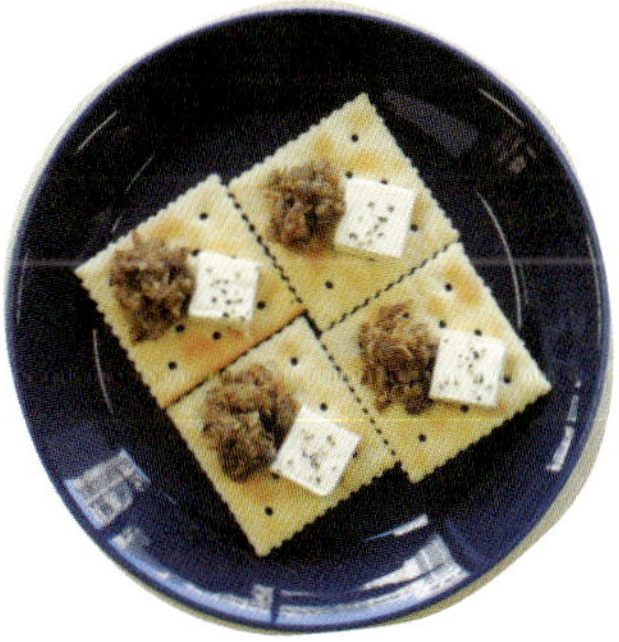

サイコロ状にカットしたクリームチーズとクラッカーにのせ、黒コショウをぱらり。意外な組み合わせがクセになります。

応用 1

ごはんにのせて！

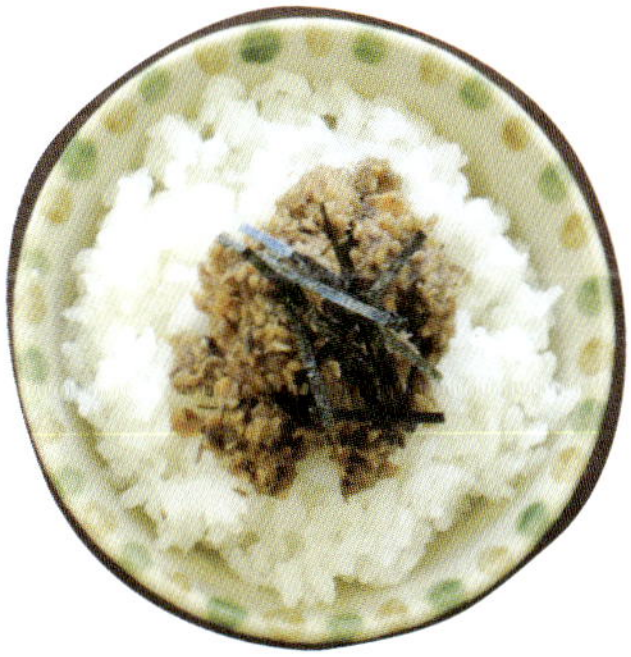

作り置きが大活躍する『サバ缶フレーク』は、やはりごはんとの相性がいちばん。たっぷりのせれば、おかわり必至です。

基本のサバ缶メニュー

単品でもアレンジでも使えます！

1人分 212 kcal

サバ缶と玉ねぎのサラダ

シークワーサー果汁のさわやかな風味が食欲をそそる

◉材料（2人分）

サバ缶……1缶
玉ねぎ……1個
水菜……1束
シークワーサー果汁（またはレモン汁）……大さじ2
粒マスタード……大さじ1
塩……少々（お好みで）

◉作り方

①玉ねぎはスライスし、30分ほど水にさらしておく。
②水菜は3～4cmくらいの食べやすい長さに切っておく。
③ボールにシークワーサー果汁（またはレモン汁）と粒マスタードを入れてよく混ぜる。
④①の玉ねぎの水気を切ってよく絞り、③のボールに入れて和える。
⑤④にサバ缶を汁ごと入れて、身をほぐしながら和える。
⑥水菜と合わせて皿に盛り付ける。

血管にやさしいヒント②

- **玉ねぎの抗酸化力が動脈硬化を予防し、サバに含まれるEPAの血液凝固を防ぐ作用とともに、血液をサラサラにしてくれます。**

recipe
02

基本形

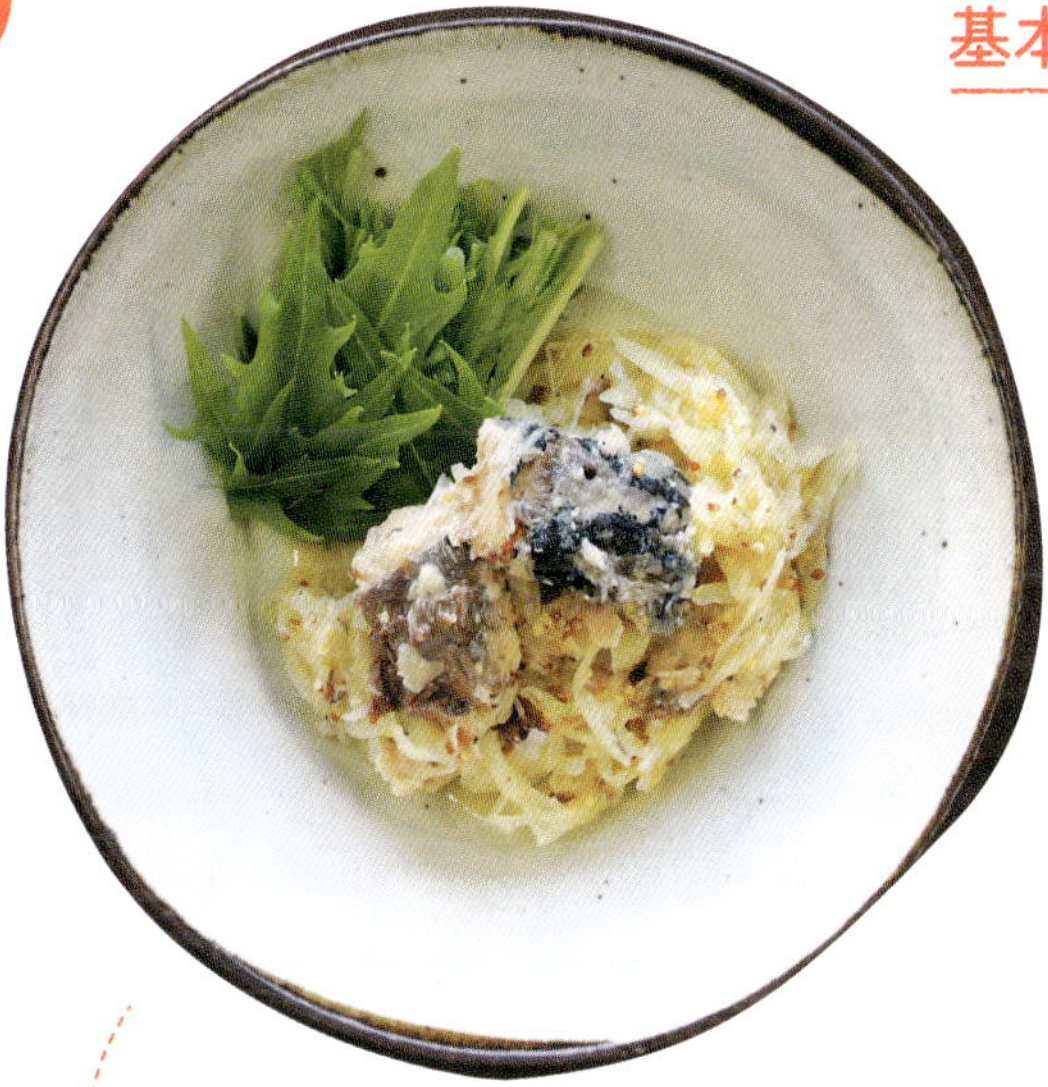

応用1
冷や奴にのせて！

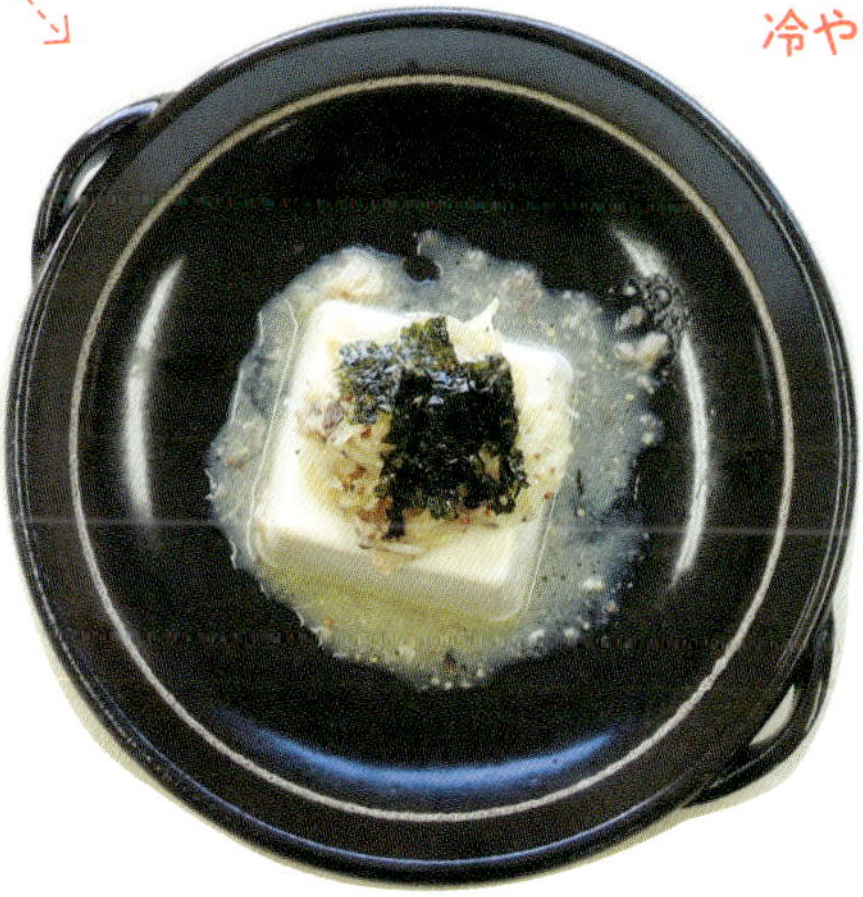

いつもの冷や奴が、のせるだけで豪華な「ごちそう豆腐サラダ」に変身！　ゴマ油のきいた韓国のりがほどよいアクセントになります。

recipe
03

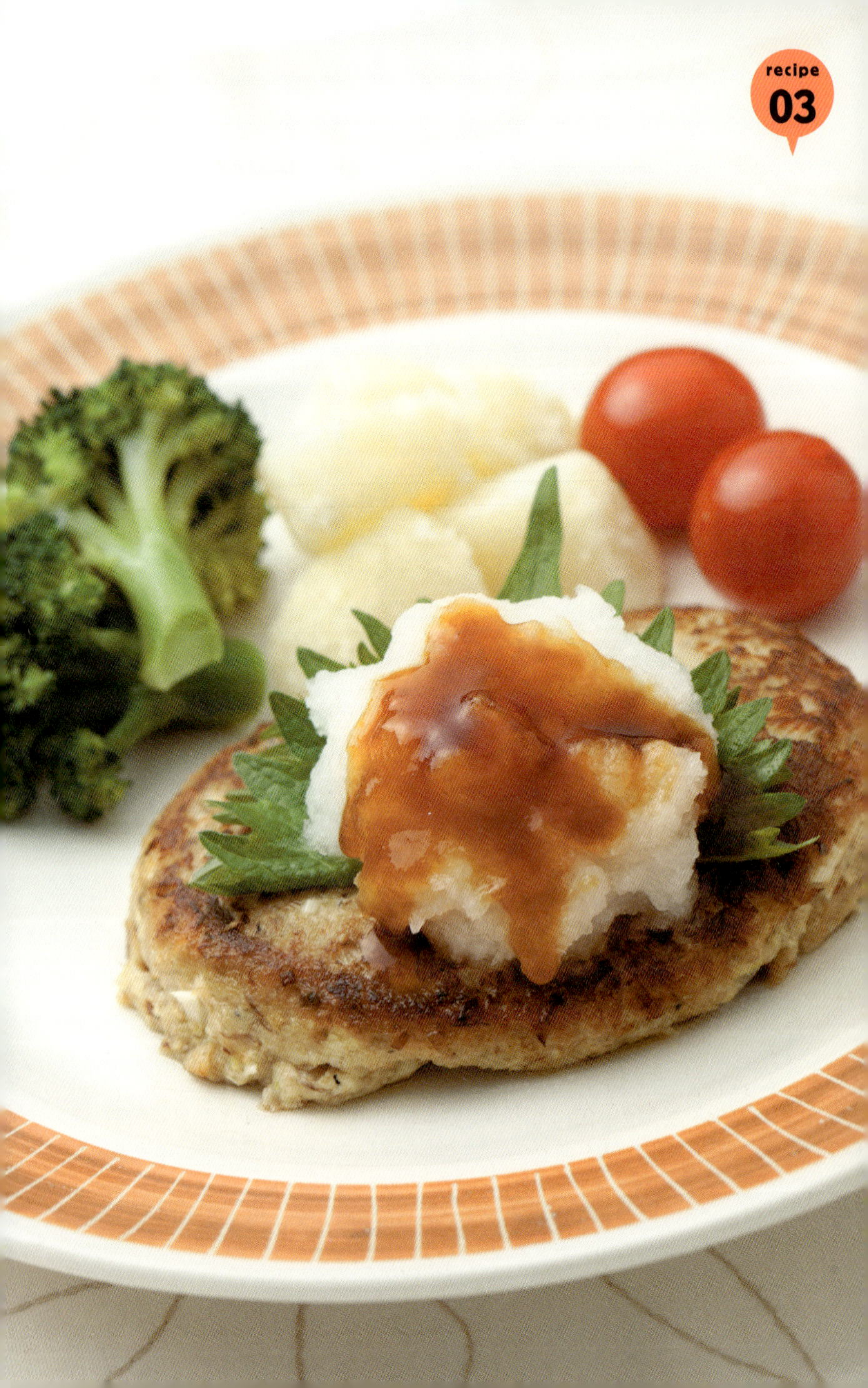

1人分 179 kcal

サバのさっぱりハンバーグ

お豆腐もたっぷりでとってもヘルシー

◉材料（4人分）

サバ缶……1缶
木綿豆腐……100g
長ねぎ……1/2本
生姜汁……大さじ1
卵……1個
パン粉……1/2カップ
味噌……小さじ1
酒……大さじ1
オリーブ油……大さじ1
大根おろし……適量
ポン酢醤油……適量

◉作り方

①長ねぎはみじん切りにして、豆腐はしっかり水気を切っておく。
②ボールに卵を入れて溶き、パン粉を混ぜ合わせた後、ほぐしたサバ・豆腐・生姜汁・味噌を入れてよく混ぜ合わせる。
③フライパンにオリーブ油を入れる。温まったら②を4等分にして成型したものを入れ、強火で焦げ目がこんがりとつく程度に両面焼き、酒を入れてフタをして2分蒸し焼きにする。
④お皿に盛り付け、大根おろしを添えてポン酢醤油をかける。

血管にやさしいヒント③

- ひき肉のハンバーグは高カロリーで抵抗がある方におすすめ。
- 長ねぎ・生姜を入れることでサバの臭みが和らぎます。
- 木綿豆腐とサバ缶にはカルシウムが豊富なので、子どもやお年寄りにも最適です。

recipe 04

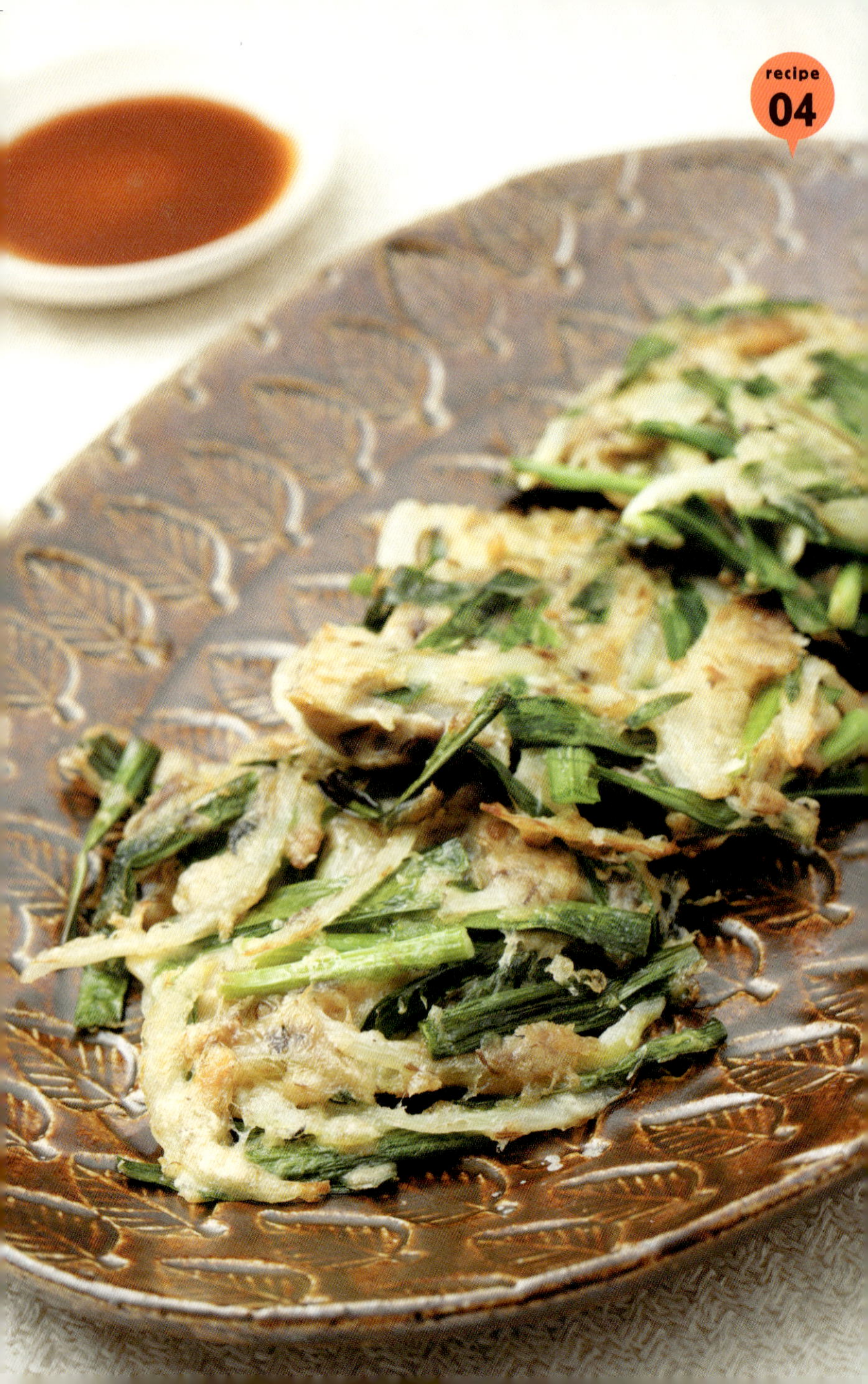

1人分 210 kcal

サバにらチヂミ

サバと玉ねぎのダブル効果が期待できる!

◉材料（4人分）

サバ缶……1缶
にら……1束（100g）
玉ねぎ……1/2個
卵……1個
A 片栗粉……20g
A 小麦粉……50g
A コショウ……少々
サラダ油……適量
ポン酢醤油……適量

◉作り方

①にらは4㎝幅に切り、玉ねぎは薄切りにする。サバはほぐしておく。
②卵はよく溶いて、サバ缶の汁と混ぜ合わせておく。
③ボウルに①と②、Aを入れてよく混ぜ合わせて、たねを作る。
④フライパンに油を熱し、③を適量薄くのばし、弱火で両面をこんがりと焼く。
⑤食べやすい大きさに切って、皿に盛る。ポン酢醤油などでいただく。
※醤油と酢を合わせたつけダレもおすすめ。

血管にやさしいヒント④

- **にらと玉ねぎに含まれる、独特の香り成分でもある硫化アリルは、糖代謝にかかわるビタミンB_1の効果を持続させる効果があります。**
- **玉ねぎに含まれるケルセチンには、血液中の抗酸化力を高める作用があります。**

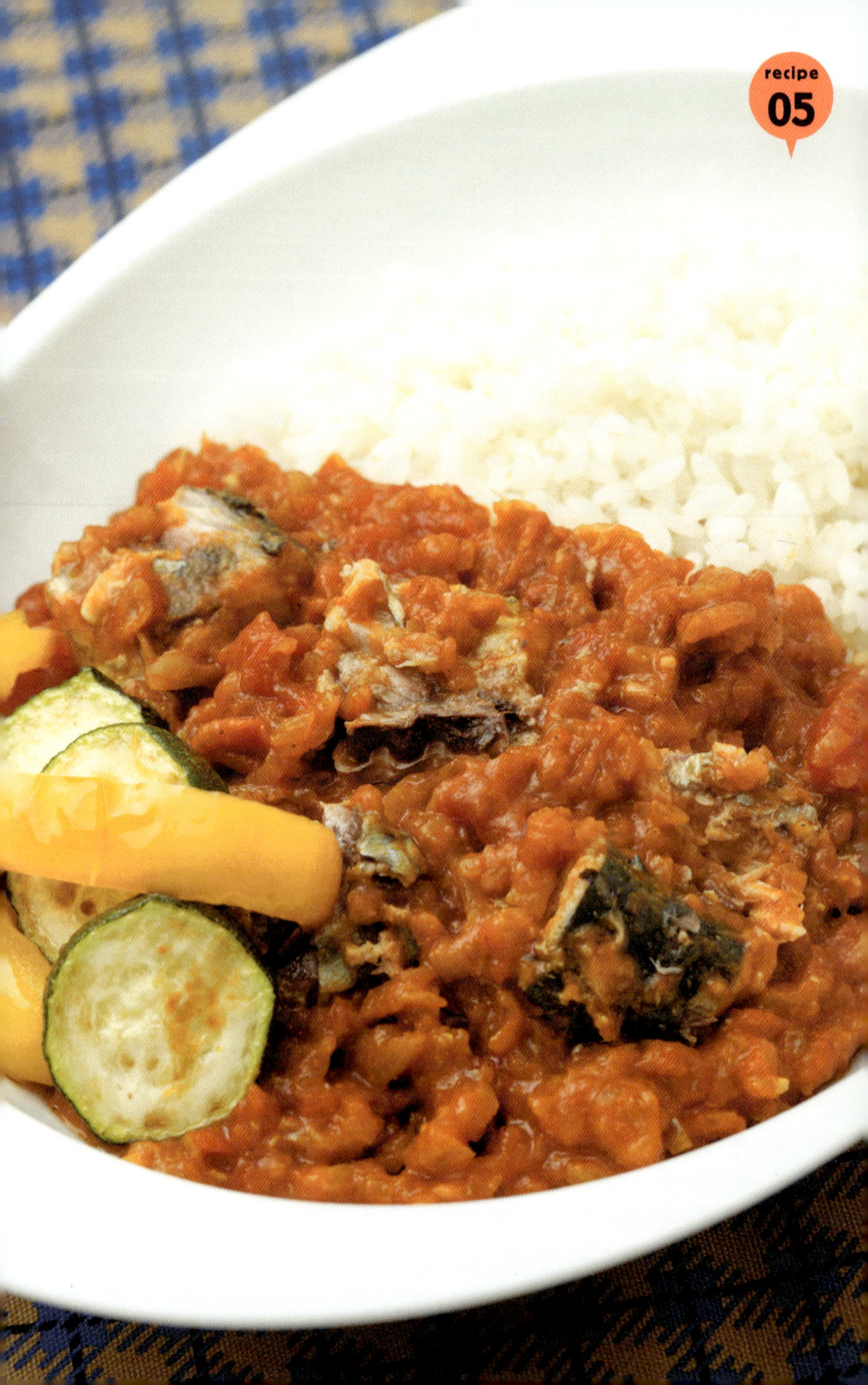
recipe
05

1人分 366kcal（うち、ごはん210kcal）

サバとトマトのシンプルカレー

カレー粉でカロリー大幅カット。アンチエイジングにも

●材料（4人分）

サバ缶……1缶
トマト缶……1缶
玉ねぎ……大1個
オリーブ油……大さじ1
A ┌ カレー粉……大さじ1と1/2
A └ 小麦粉……大さじ1
コンソメ……1個
塩……適量
コショウ……適量
ごはん……適量

●作り方

①玉ねぎはみじん切りにする。
②鍋にオリーブ油を熱し、①を中火できつね色になるまでじっくり炒める。
③弱火にしてAを入れ、焦げないように粉っぽくなくなるまで炒める。
④トマト缶とほぐしたサバを汁ごと入れ、コンソメを加えて、フタをして15分加熱する。焦げないように何度かかき混ぜる。
⑤塩・コショウで味を調え、ごはんと盛り付ける。
※パプリカやズッキーニなどの焼き野菜を添えると彩りがキレイに。

血管にやさしいヒント⑤

- **カレールーには牛や豚の脂が多く含まれているので、カレー粉で作ることで脂肪量を大幅にカット。**
- **トマトに含まれるリコピンは抗酸化作用が強く、サバに含まれるEPAとの効果で、体内の老化を抑えるのによい組み合わせです。**

recipe 06

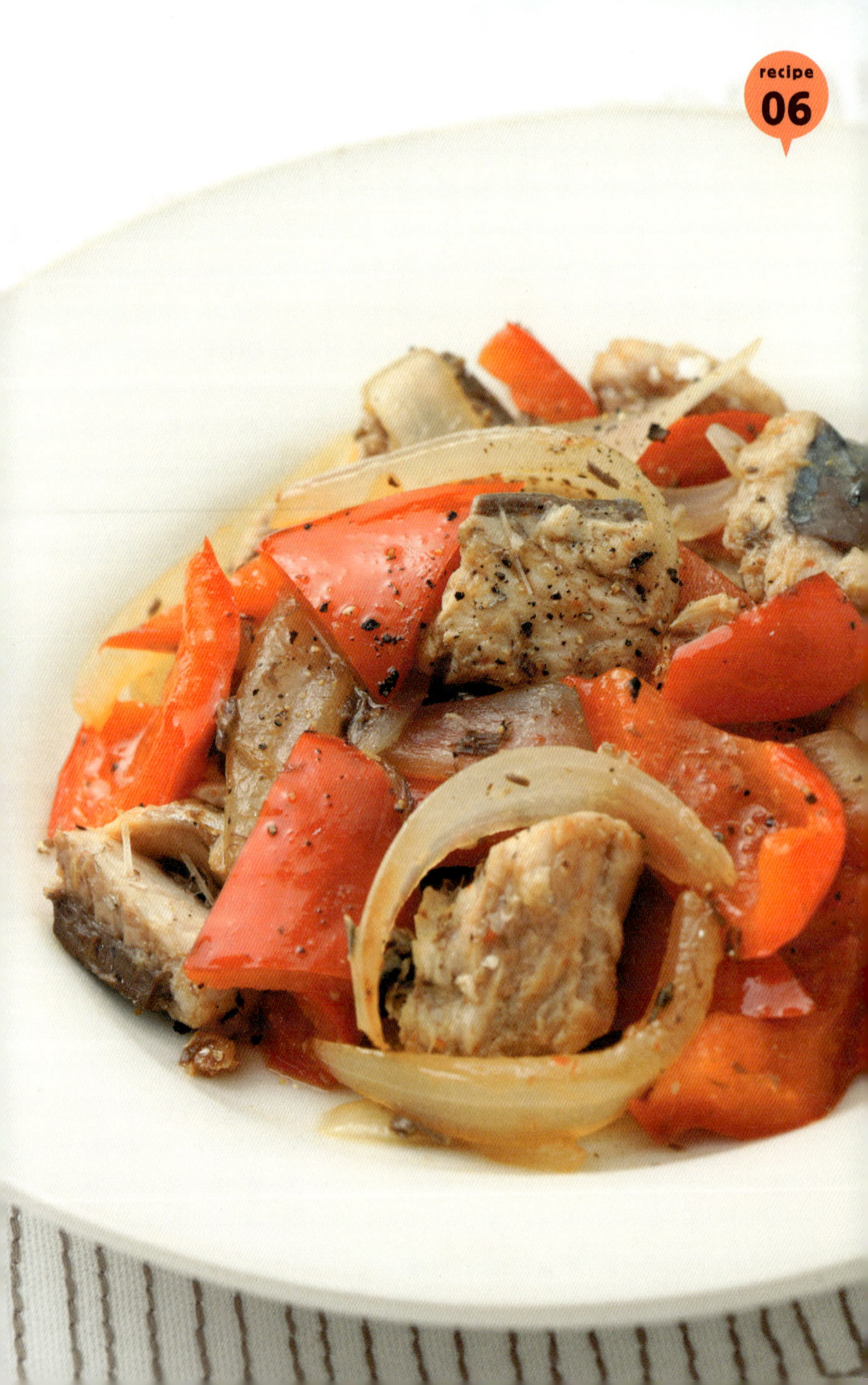

1人分 235 kcal

パプリカとサバ缶炒め

ポイントはパプリカの赤い色！

◉材料（2人分）

サバ缶……1缶
赤パプリカ……1個
玉ねぎ……1/2個
オリーブ油……大さじ1
ポン酢醤油……大さじ1
塩……適量
コショウ……適量

◉作り方

①パプリカは乱切りに、玉ねぎはくし切りにする。
②サバは水気を切っておく。
③フライパンにオリーブ油を熱し、パプリカと玉ねぎを加える。塩をふって軽く炒めた後、フタをして弱火で蒸し焼きにする。
④パプリカにしっかり火が通ったら強火にし、大きめにほぐしたサバとポン酢醤油を加え、さっと炒め合わせてコショウをふる。皿に盛り付ける。

血管にやさしいヒント⑥

- 野菜の中でもトップクラスのビタミンCを含むパプリカを手軽にたっぷり摂れる一品です。
- パプリカの赤い色素成分であるカプサンチンは強い抗酸化作用があり活性酸素から細胞を守ります。
- パプリカは、油でじっくりと加熱することで、甘みが増しておいしくなるだけでなく、カプサンチンの吸収もよくなります。

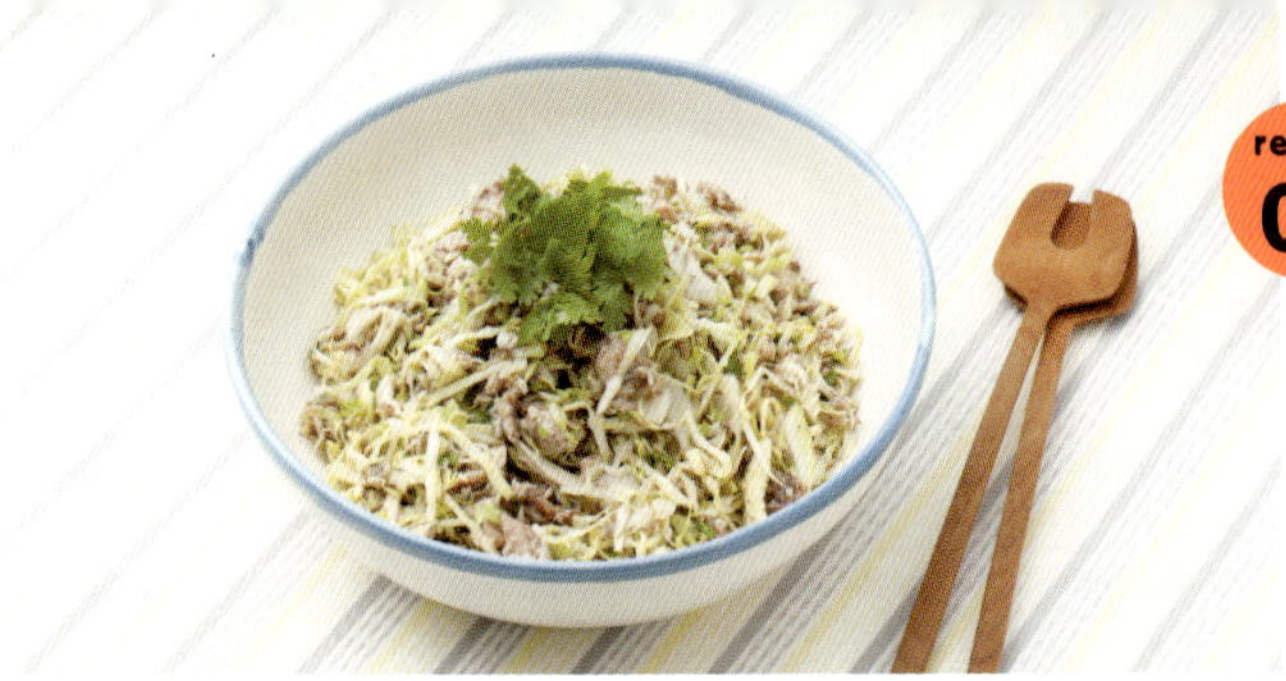

recipe 07

1人分 103 kcal

サバとキャベツのアジアンサラダ

胃腸が疲れたときに最適のおかず

◉材料（4人分）

サバ缶……1缶
キャベツ……1/4個（約250g）
香菜……1束

A
- ナンプラー……大さじ1/2
- レモン汁……大さじ1
- 砂糖……小さじ1
- ごま油……大さじ1/2
- コショウ……適量（多め）

◉作り方

①キャベツは千切り、香菜は1㎝に切る。サバは水気を切りほぐしておく。
②Aを混ぜ合わせる
③ボウルに①と②を入れ、よく混ぜたら器に盛り付ける。

血管にやさしいヒント⑦

- **キャベツには傷ついた胃腸の粘膜の修復を促進するビタミンUが多く含まれています。**
- **サバを加えてたんぱく質をしっかり摂ることも、胃腸の粘膜の修復に役立ちます。**

recipe 08

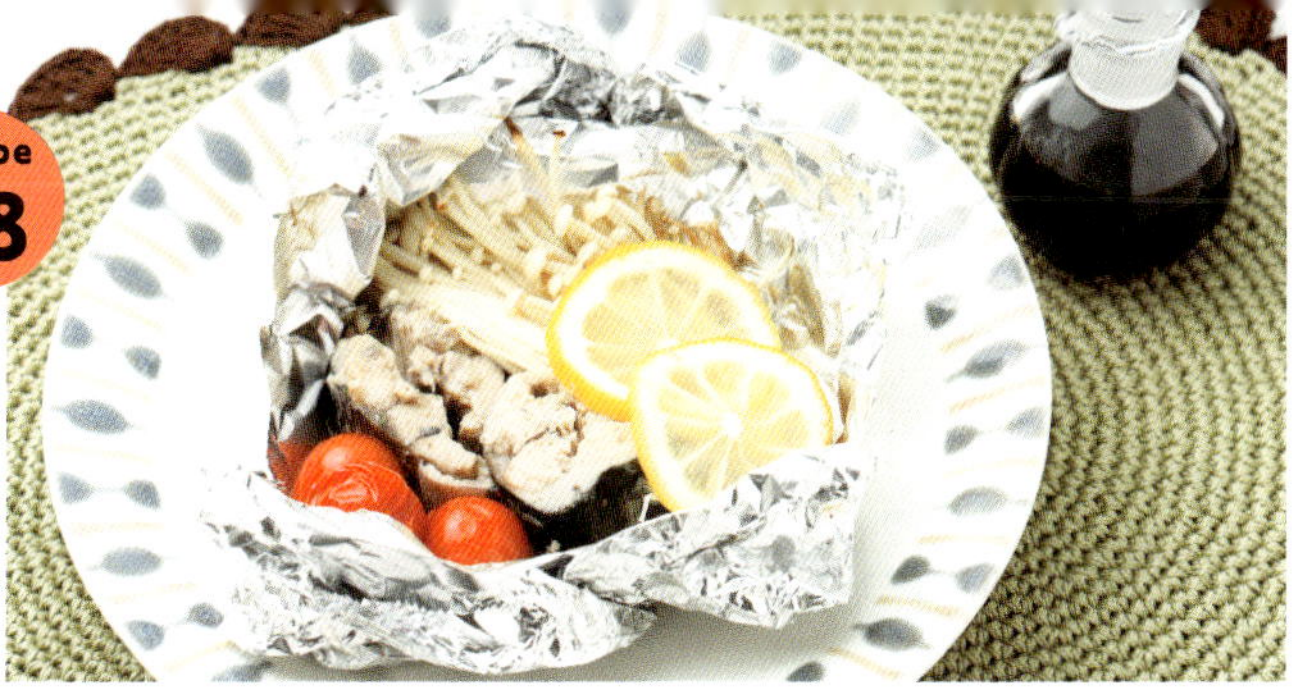

1人分 162 kcal

サバ缶のホイル焼き

ノンオイルでさっぱりと。一品で栄養バランス抜群

◉材料（2人分）

サバ缶……1缶
プチトマト……6個
えのきだけ……小1袋
万能ねぎ……4本
レモン薄切り……4枚
コショウ……適量
醤油……適量

◉作り方

①プチトマトはへたをとる。えのきだけは石づきを落とし、半分に切ってほぐす。サバは水気を切る。
②ホイルに①を並べて、レモンの薄切りをのせる。コショウを全体にふり、しっかり包む。
③②を魚焼きグリルに入れ10分焼く。
④器に盛り、万能ねぎ（小口切り）を散らして醤油をかける。

血管にやさしいヒント⑧

- **粘膜を強くするβカロテンが豊富なピーマン、ニンジンなども加えるとさらに栄養価がアップします。**

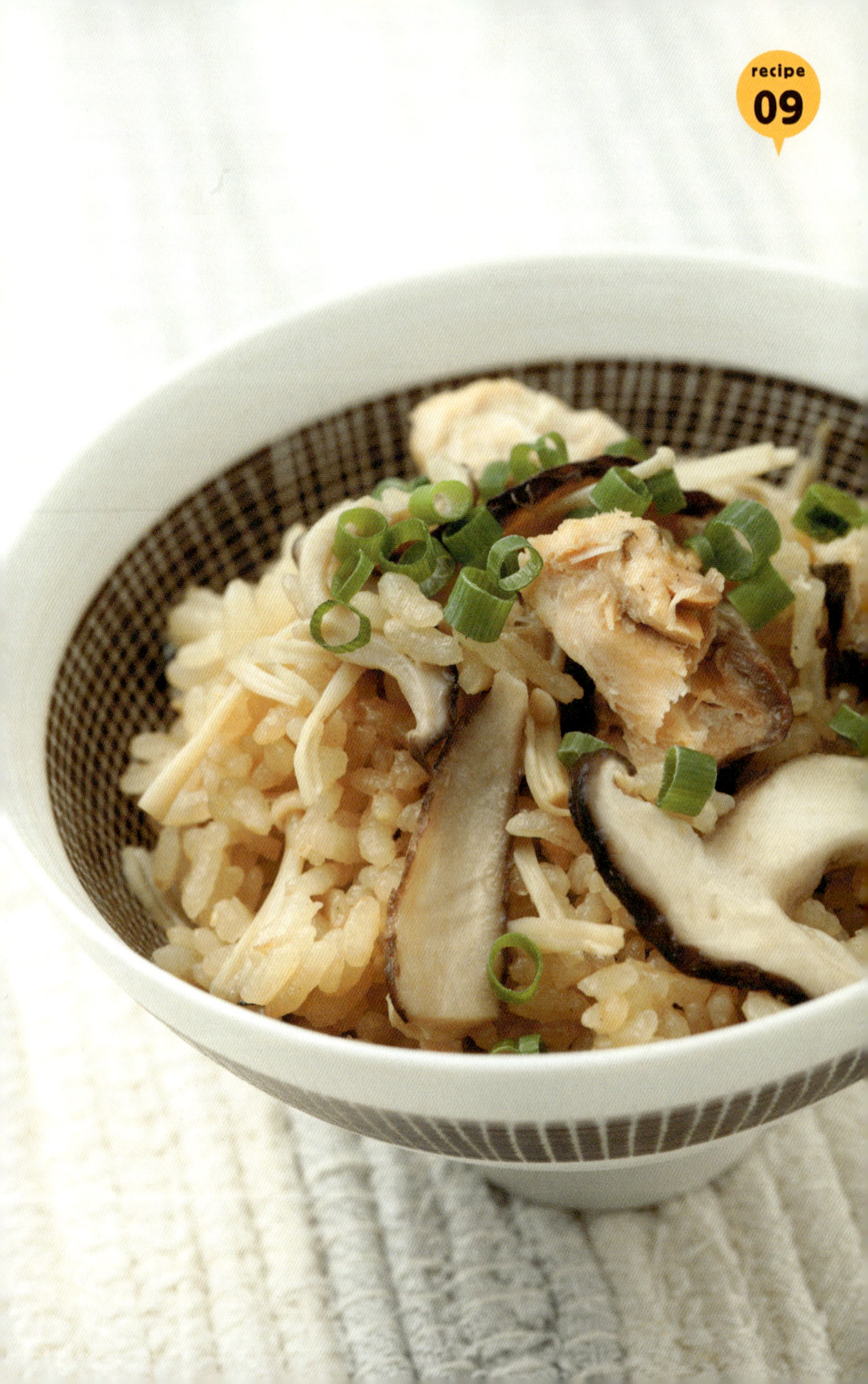
recipe
09

1人分 237 kcal

サケときのこの炊き込みごはん

サケときのこはカルシウムとビタミンDの宝庫

◉材料（6人分）

サケ缶……1缶
えのきだけ……100g
しいたけ……4個
生姜……20g
万能ねぎ……適量
米……2合
A
醤油……大さじ2
酒……大さじ1
みりん……大さじ1
塩……小さじ1/4
だし汁……2カップ強

◉作り方

①米は研いで30分浸水した後、しっかり水気を切っておく。
②しいたけは石づきを落として薄切りに、えのきだけは石づきを落として半分に切ってほぐす。サケは水気を切りほぐす。
③炊飯器に①とA、だし汁を2合の目盛りまで入れ、②と生姜（千切り）を上にのせて炊く。
④炊けたらよく混ぜ合わせて器に盛り、万能ねぎ（小口切り）を散らす。

血管にやさしいヒント⑨

- **カルシウムが豊富なサケ缶とビタミンDの補給源となるきのこは、骨粗しょう症予防に抜群の組み合わせです。**
- **サケに含まれているアスタキサンチンは抗酸化作用が強く、老化予防にも最適です。生姜を入れることでサケの臭みを和らげ、食欲を高めます。**

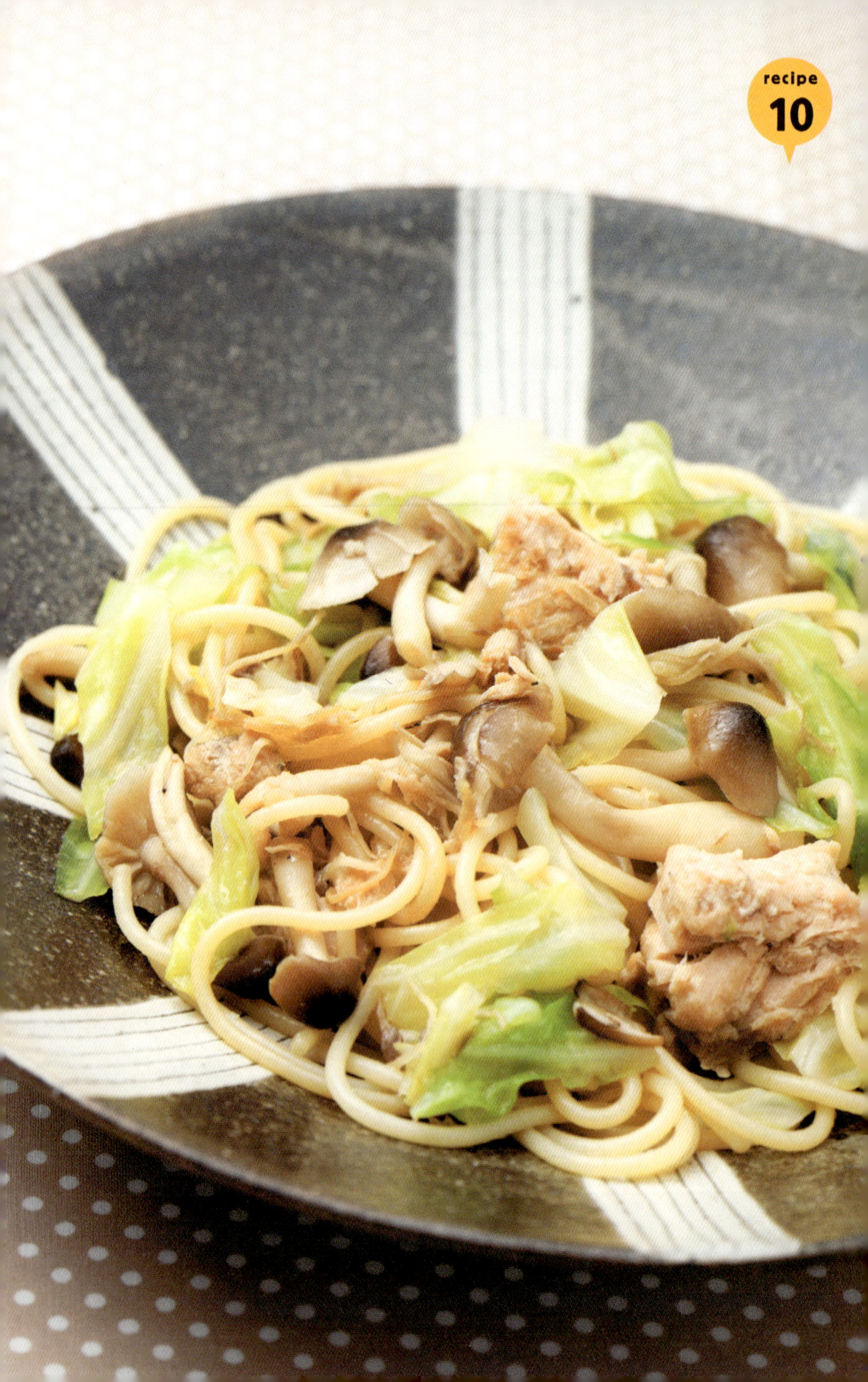
recipe
10

1人分 490 kcal

サケとキャベツとしめじの和風パスタ

美肌づくりにも効果アリの一品

◉材料（2人分）

サケ缶……1缶
キャベツ……300g
しめじ……100g
生姜……30g
パスタ……130g
バター……20g
A 醤油……大さじ1
A 塩……適量
A コショウ……適量

◉作り方

①キャベツはざく切りにする。
②しめじは石づきを落としてほぐす。サケは水気を切っておく。
③フライパンにバターを熱し、生姜（千切り）を弱火で炒めて香りがたったら②を入れ、サケをほぐしながら炒める。
④パスタをたっぷりの湯で塩茹でする。茹で上がる2分前に①を加えて一緒に茹でる。
⑤水気を切った④を③に加え、Aで味を調えて強火で炒め合わせる。

血管にやさしいヒント⑩

- **キャベツに含まれるビタミンCと、サケに含まれるアスタキサンチンの効果で美肌作りにもよい一品です。**

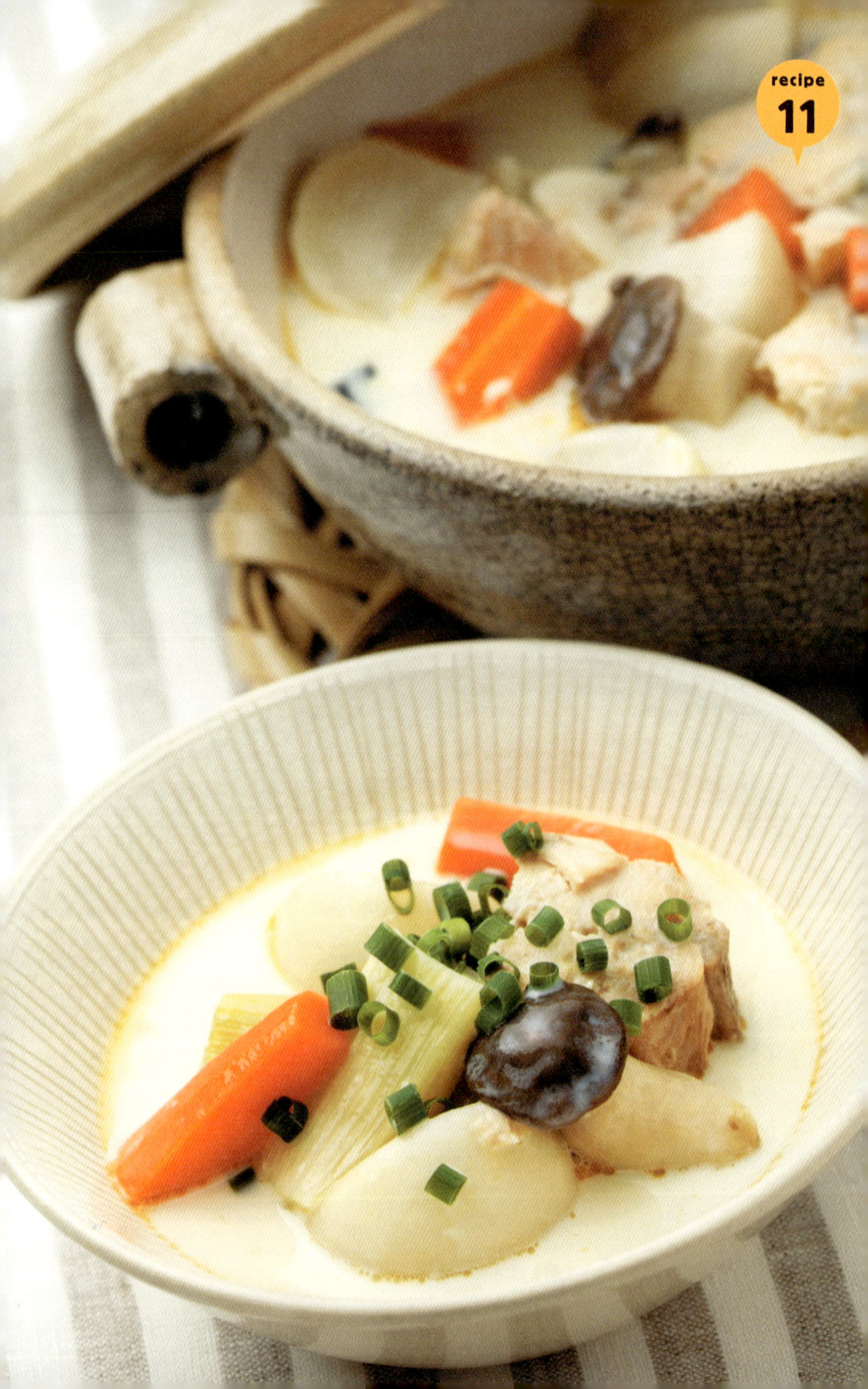
recipe
11

1人分 147 kcal

サケの豆乳スープ

動脈硬化予防から腸内環境の整備まで！

◉材料（4人分）

サケ缶……1缶
かぶ……2個
ニンジン……100g
エリンギ……1パック
長ねぎ……1本
にんにく……1かけ
万能ねぎ……適量
オリーブ油……小さじ1
塩……少々

A
水……1カップ
チキンコンソメ……1個
生姜汁……大さじ1

B
豆乳……300cc
塩……小さじ1/2
醤油……小さじ1/2

コショウ……適量

◉作り方

①かぶはくし切り、ニンジン・エリンギは食べやすい大きさ、長ねぎは3cmの長さに切る。
②鍋にオリーブ油を熱し、にんにく（薄切り）、①を入れて塩を少々ふり、しっかり炒める。
③Aを加えて沸騰したら水気を切ったサケを入れる。フタをして15分間コトコト煮る。
④ニンジンがやわらかくなったら、Bを加えて温める。
⑤器に盛り付け、万能ねぎ（小口切り）を散らす。好みでコショウをふる。

血管に
やさしいヒント
⑪

- **豆乳に含まれる大豆たんぱく質やレシチンには、動脈硬化を予防する効果があります。**

recipe
12

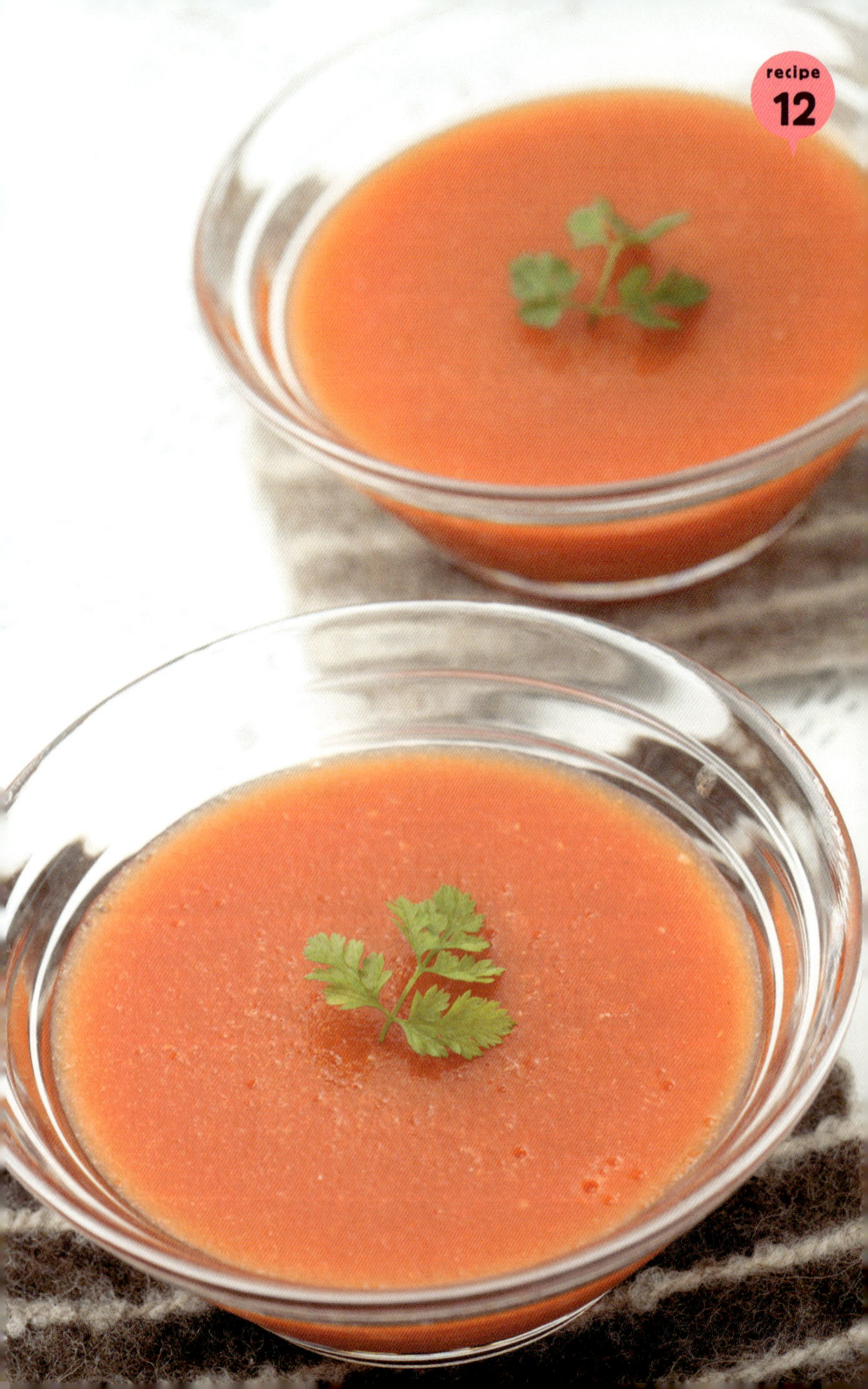

1人分 67 kcal

トマトオレンジ寒天

血管を強くするかんきつ類の成分にも注目！

◉材料（6人分）

A
- トマト缶……1缶
- はちみつ……大さじ3
- レモン汁……大さじ2

100%オレンジジュース……300cc
寒天（粉末）……4g

◉作り方

①ミキサーにAを入れ、ペースト状にする。
②小鍋にオレンジジュースと寒天を入れ、よくかき混ぜながら中火にかける。沸騰したら弱火にして1分加熱する。
③②に①を少しずつ注ぎ、混ぜ合わせて容器に入れる。粗熱がとれたら冷蔵庫で冷やす。

血管にやさしいヒント⑫

- 甘いものが食べたいときにおすすめのヘルシーおやつ。
- オレンジには色のもとになっているβクリプトキサンチンという成分が含まれ、トマトに含まれるリコピンとともに強い抗酸化作用があることで注目を集めています。
- オレンジやレモンなどのかんきつ類には、血管を強くするポリフェノールの一種のヘスペリジンが含まれています。

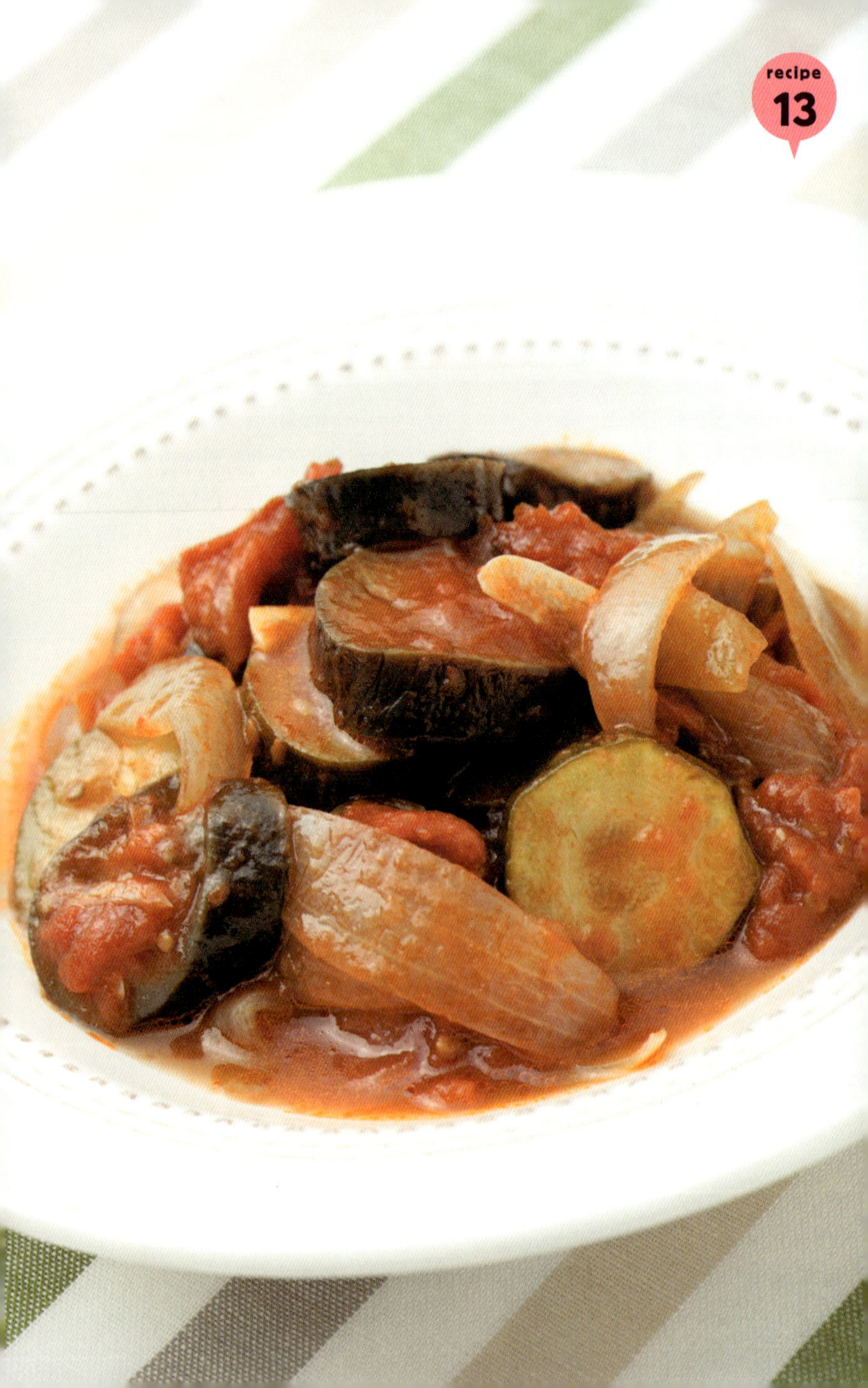
recipe
13

1人分 80 kcal

ラタトゥイユ

あらゆる野菜の栄養がたっぷりの理想的なおかず

◉材料（6人分）

トマト缶……1缶
なす……中3本
ズッキーニ……1本
玉ねぎ……1個
にんにく……1かけ
オリーブ油……大さじ2
塩……小さじ1
ローリエ……2枚

◉作り方

①にんにくは薄切り、玉ねぎはくし切り、なすはへたを切り落として1cmの輪切り、ズッキーニも1cmの輪切りにする。

②鍋にオリーブ油を熱し、にんにく・玉ねぎ・なす・ズッキーニの順に炒め、塩を小さじ1/2入れて油が全体にまわるまでさらによく炒める。

③トマト缶を汁ごと加えて混ぜ合わせ、塩小さじ1とローリエを入れる。フタをしてときどき混ぜながら弱火で20～30分煮る。

血管にやさしいヒント⑬

- ポリフェノールが豊富ななすとズッキーニ、リコピンが豊富なトマトを使った抗酸化作用効果の高い一品です。
- オリーブオイルで炒めて煮込むことで、リコピンの体内への吸収率がアップします。
- 夏野菜を使ったラタトゥイユのような栄養たっぷりのおかずは、夏バテ予防に最適です。

recipe 14

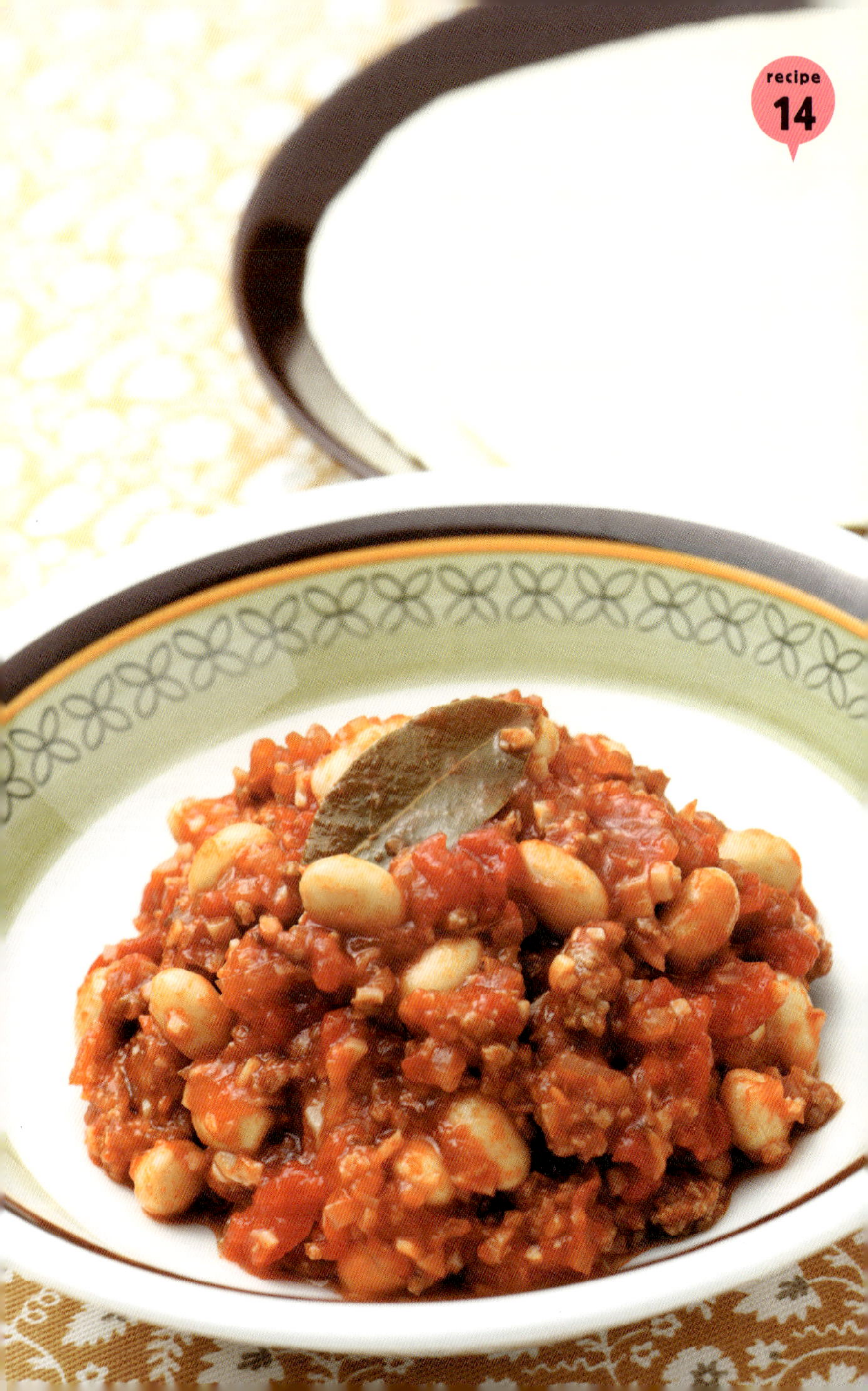

1人分 177 kcal

ヘルシーチリコンカン

大豆とエリンギで食物繊維たっぷり！

◉材料（4人分）

- トマト缶……1缶
- 玉ねぎ……1/2個
- エリンギ……1パック
- 牛ひき肉……100g
- A
  - 大豆の水煮……100g
  - コンソメ……1個
  - ケチャップ……大さじ2
  - ローリエ……2枚
- オリーブ油……大さじ1
- 塩……適量
- コショウ……適量

◉作り方

①玉ねぎ・エリンギはみじん切りにする。

②鍋にオリーブ油を熱し、①を入れて塩をふり、水気がなくなるまで中火でじっくり炒める。

③牛ひき肉を加えてよく炒め、トマト缶とAを入れる。沸騰したらフタをして、弱火で20分煮る。

④塩・コショウで味を調え、器に盛る。

血管にやさしいヒント⑭

- ひき肉の量を半分にして、代わりにエリンギを入れた低カロリーなチリコンカンです。
- 大豆とエリンギがたっぷり入って噛みごたえもあり、食物繊維が豊富に含まれています。
- 大豆・トマトともにがん予防に効果的な食材としても有名で、強い抗酸化作用が期待できます。

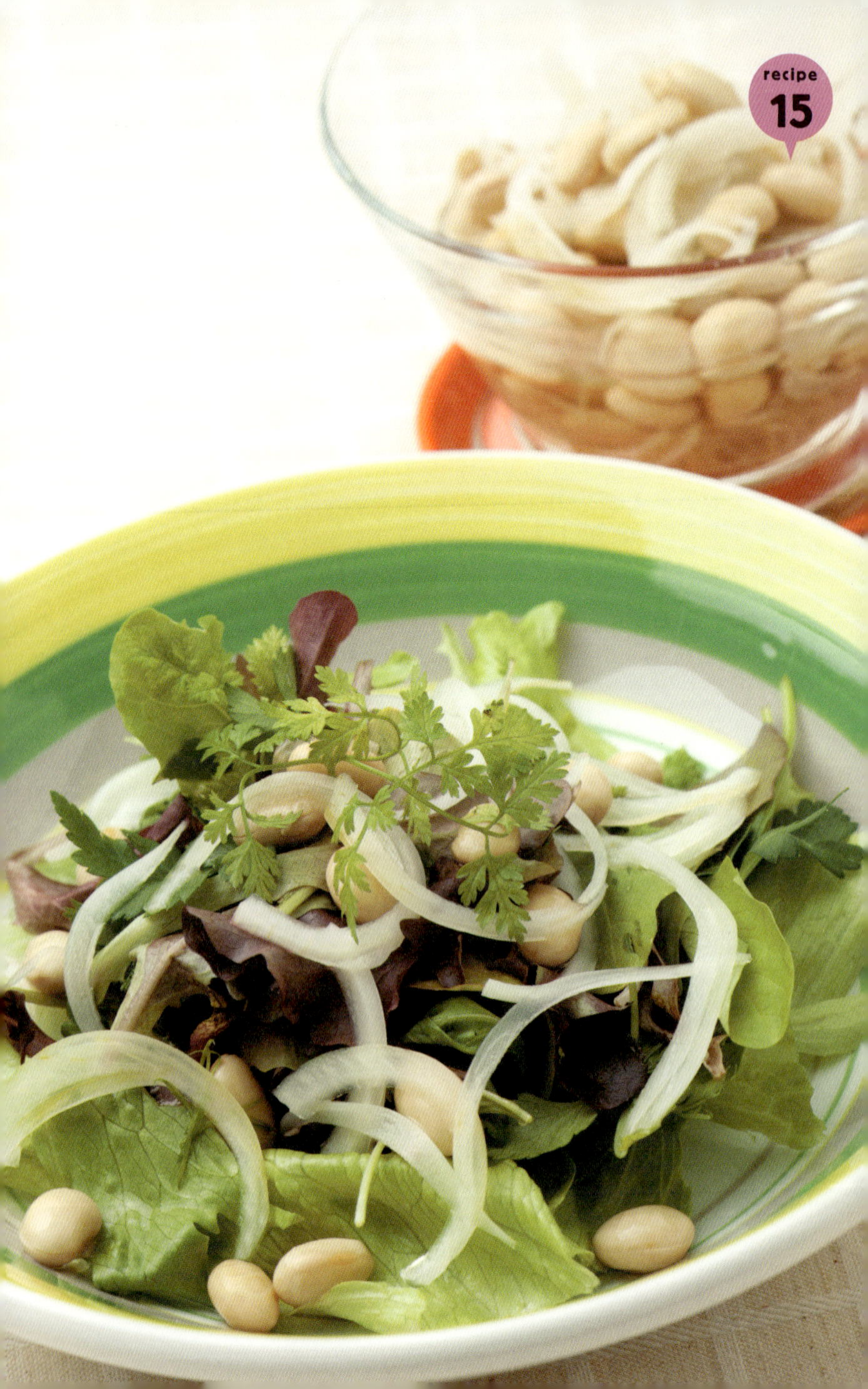
recipe
15

1人分 44 kcal

酢玉ねぎ大豆

酢と大豆イソフラボンとの相乗効果に期待！

◉材料（8人分）

大豆の水煮……100g
玉ねぎ……1個
昆布……2㎝角
A 酢……100cc
A 水……50cc
A 砂糖……大さじ1
A 塩……小さじ1弱

◉作り方

①保存容器に玉ねぎ（薄切り）と水気を切った大豆、昆布を入れておく。
②Aを小鍋に入れて火にかけ、沸騰したら①に流し入れる。
③粗熱がとれたら冷蔵庫に入れる。
④食べる分量を器に盛り付ける。
※野菜サラダなどの上にかけるのもおすすめ。2週間程度の保存が可能。

血管に
やさしいヒント
⑮

- 玉ねぎのエキスと酢が大豆にたっぷりとしみこんで、体内の糖代謝を促してくれます。
- 酢は、大豆に含まれるカルシウムの吸収を助ける働きがあり、大豆イソフラボンとの相乗効果で骨粗しょう症予防にも効果を発揮します。いつものサラダにぜひプラスしてみてください。

recipe
16

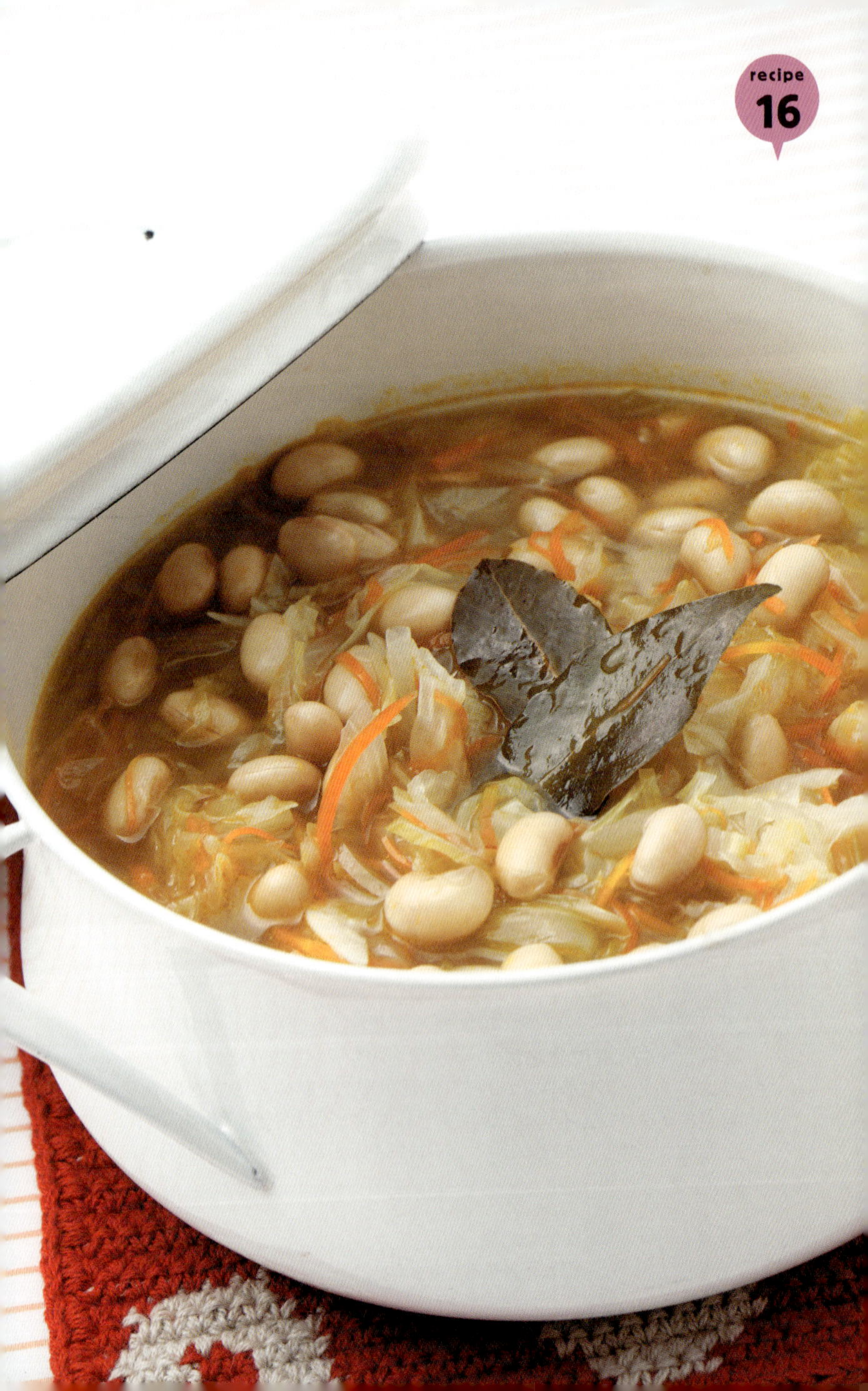

1人分 62 kcal

野菜と大豆のダイエットスープ

たっぷり作って冷凍保存！　野菜不足を解消

●材料（8人分）

- 大豆の水煮……100g
- ニンジン……100g
- 玉ねぎ……1個
- セロリ……1本
- キャベツ……1/4個（約250g）
- にんにく……1かけ
- オリーブ油……大さじ1
- 塩……小さじ1
- A
  - 水……1.2リットル
  - コンソメ……1個
  - 塩……小さじ1
  - ローリエ……2枚
- 塩……適量
- コショウ……適量

●作り方

①にんにくは薄切り、ニンジン、玉ねぎ、セロリ、キャベツは千切りにする。

②大きめの鍋にオリーブ油を熱し、にんにく・ニンジン・玉ねぎ・セロリ・キャベツの順に入れて塩小さじ1をふり、中火でよく炒める。

③②に大豆とAを入れて強火にかけ、沸騰したらフタをして弱火で10分煮る。

④塩・コショウで味を調え、器に盛り付ける。

※小分けにして冷凍庫で保存もOK（1カ月程度の保存が可能）。

血管にやさしいヒント⑯

- 野菜、大豆ともに食物繊維が豊富で便秘予防に効果的です。
- たっぷりと作り冷凍保存すると野菜不足のときのおかずとして重宝します。忙しい朝に卵を落として食べれば栄養満点の一品になります。

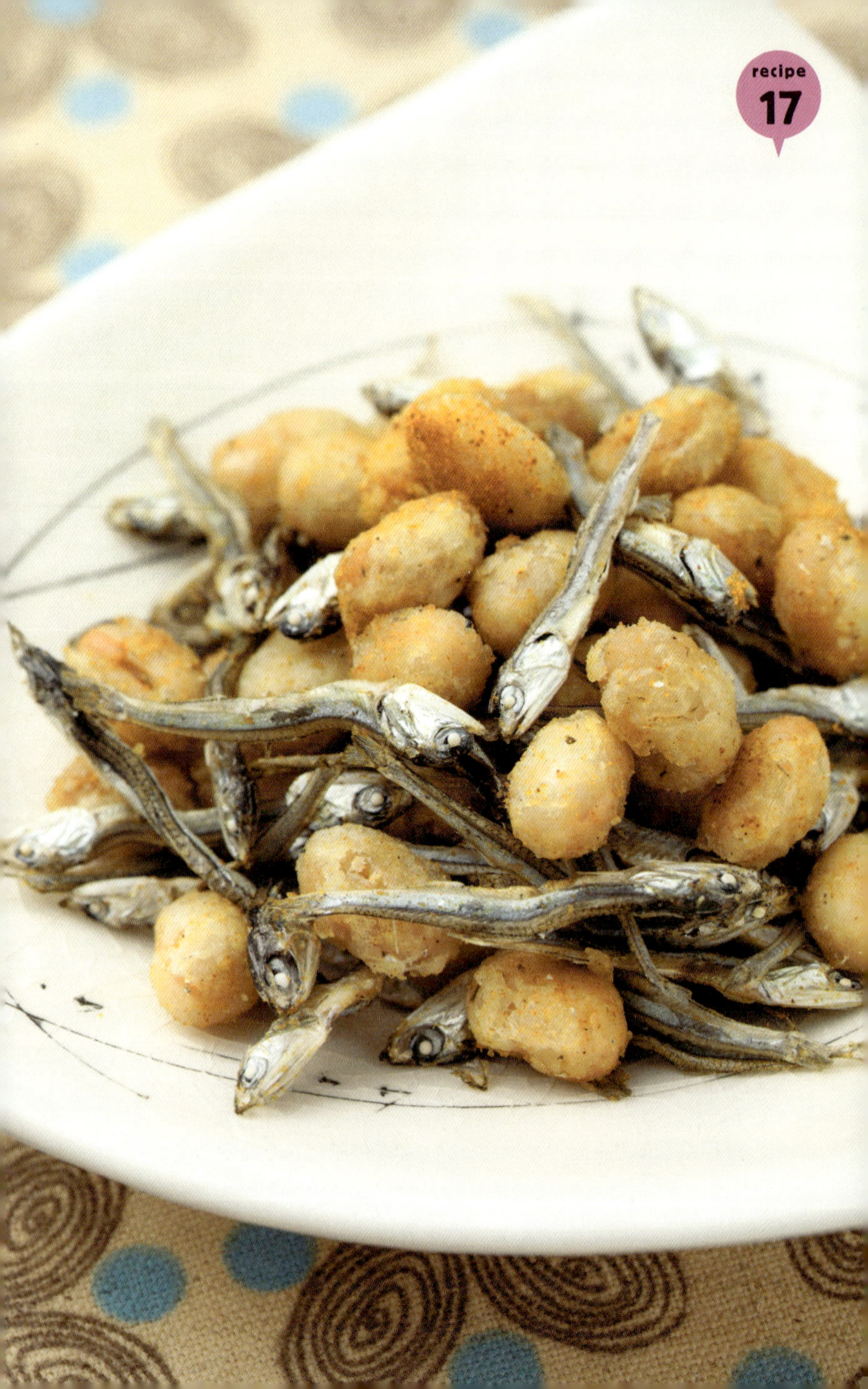
recipe
17

1人分 61 kcal

小魚と大豆のカレースナック

タウリンとウコンで健康おつまみとしても重宝

●材料（8人分）

大豆の水煮……100g
オリーブ油……大さじ1
片栗粉……大さじ1
煮干し（小）……50g
A［塩……小さじ1/3
　 カレー粉……小さじ1/2

●作り方

①煮干しはフライパンで炒っておく。
②大豆はペーパータオルなどで水気をふき取る。
③ポリ袋に②と片栗粉を入れて振り、片栗粉が大豆全体につくようにする。
④フライパンにオリーブ油を熱し、③を焦げ目が軽くつくまで弱火で焼く。キッチンペーパーの上にあげて余分な油を取る。
⑤ボウルに煮干しと④の大豆を入れ、Aを加えてまんべんなく絡める。

血管にやさしいヒント⑰

- カルシウムの豊富な大豆と小魚の組み合わせ。煮干しには肝機能の改善に効果的なタウリンが豊富です。
- 味付けのカレー粉は、主原料がターメリックで別名ウコンとも呼ばれており、胃腸の働きを良くする効果があり健康食品としても有名です。
- お父さんの健康おつまみに、育ち盛りの子どものおやつに。

水煮缶を使うとあっという間に健康メニューのでき上がり。

缶を開けるとすぐに使える水煮缶だから、
血管力を高めるメニューがあっという間にでき上がります。
野菜と組み合わせることで
さらに血液がサラサラになるサバ缶メニュー。
ハンバーグもカレーも低カロリーメニューに早変わり。
サケ缶と豆乳を合わせると動脈硬化予防効果がアップします。
トマト缶はオレンジや夏野菜と組み合わせると、
さらに抗酸化作用アップ。
大豆缶と小魚でお父さんの健康おつまみも完成します。
時間をかけずに健康メニューが作れるから、 水煮缶はすごいのです。

第5章

水煮缶健康生活の効果が倍増する食のポイント12

ポイント1

忙しい人の夕食は「分食」で調整を

食事は朝、昼、晩ときちんと3回摂る。


このことが人間の体に適していることは誰もが知っていると思います。

ただ「仕事や家事に追われてしまって……」「決まった時間に食べることができない」または「3回食べることができない」という人も多いのではないでしょうか。

朝は早起きさえすれば時間のコントロールが利きますから、自分の意思次第で食べることはできます。お昼も休憩時間などがありますから比較的食べる時間があります。


それに比べ、**最も決まった時間に食事できないのは夜。**

だからといって、夜遅くにたくさんの食事をとったらどうなるでしょうか？

「分食」のすすめ

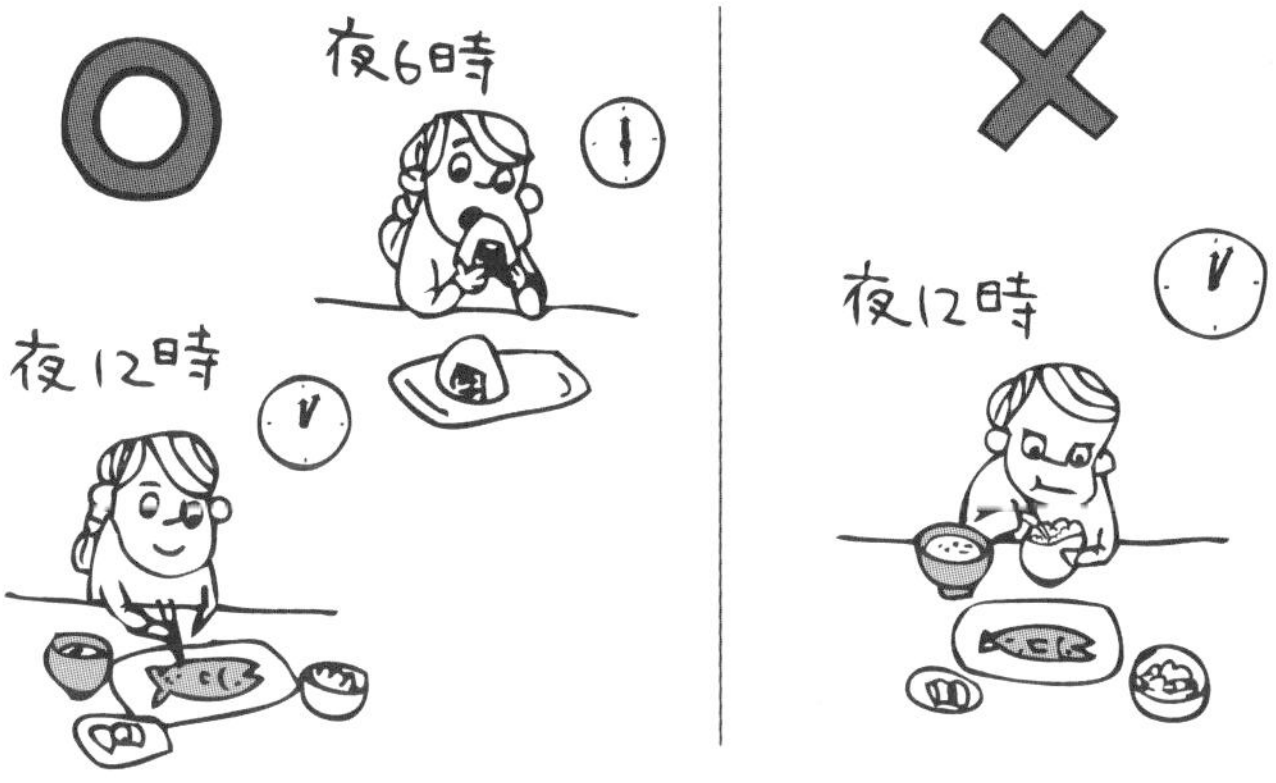

夜は体を動かさないで休ませる時間です。エネルギーをあまり使わないということになりますから、太ることに直結します。

人の体はうまくできていて、夜たっぷり眠るのは、翌日に活動するエネルギーをためたり、前日に細胞が受けたダメージを修復する作業が体内で行われているからです。

特に**夜の10時〜午前2時くらい**に体内に取り込まれたものは、人間の持つ生理的リズムからも**脂肪として蓄積**されます。

そんな忙しい夜におすすめの食事法が、**「分食」**です。

どんなに忙しくても、おにぎり1個を食べる

よう、あらかじめ用意しましょう。

「今日の夕食は遅くなるなあ」とスケジュールが分かったら、夕方の6時くらいにコンビニでおにぎりを1個買って食べる。

もちろんそれだけで胃は満たされないでしょうから、**帰宅後はごはんのような主食を避けて、主菜（肉や魚、大豆など）や副菜（野菜や海藻類）を食べる**というものです。

ただ、帰宅後にたくさん食べてしまったら、朝にお腹が空きませんので、それも悪循環を招くので気をつけるポイントです。

遅い時間の夕食は、あくまでも軽めを意識してください。

ポイント
2

体内時計を整えて、コレステロールの上昇を回避！

ポイント1の夕食に大きく関係することとして、〝いつ何を食べると、体にはどのような影響があるのか〟〝いつどう食べると肥満につながっていくのか〟ということがあります。学術的には**「時間栄養学」**というものなのですが、体内でリズムを刻む時計の働きが徐々に解明されてきたこともあり、いま注目されています。

海外旅行に行く数日前から現地時間に合わせて食事を摂ってもらうという検証をしたところ、到着後の時差ボケを感じる人が減ったという結果も出ています。それだけ**食事を摂る時間と体のコンディションは密接に関連している**ということです。

ポイント1でも述べたように、基本的に夜は体を休ませる時間なので、エネルギーをあまり使いませんから、1日としては同じ量の食事でも、夕食で多く食べると太ってしまうことは改めて説明するまでもありません。

そしてさらに、その危険を高める性質が人体にはあります。

動脈硬化症の大敵となるコレステロールは、一般的な食事をしている場合、摂取される量は20％くらいとされています。では残りの80％はどう作られているのか。

それは、**夜寝ている間に体内で生成される**仕組みになっているのです。

これらを考慮すると、**夜遅くにそれ相応の食事をすることは、コレステロールの過剰摂取につながる**と同時に、寝ている間にもコレステロールが生成されますから**血中コレステロールが上昇**することになります。規則正しい食事をすることが、どれだけ体にとってよいことなのかを感じてもらえると思います。

規則正しい生活をしていれば、自分の中にある体内時計がきちんと正確に動くようになります。朝、昼、晩にお腹が空くという正常な体を維持することで、コレステロール値を上げるリスクも回避できるのです。

ポイント 3

油を使うならオレイン酸たっぷりのオリーブオイル

まず、ほかの油と決定的に違うのは、唯一、果実を絞って作るオイルであるということ。ですから、**オリーブオイルには果実の栄養素がたっぷり**と入っています。

オリーブオイルにたくさん含まれている**オイレン酸は、血液中のＨＤＬ（善玉コレステロール）は下げずに、ＬＤＬ（悪玉コレステロール）を除いてくれる**ので、脳血管疾患、心臓疾患などの**生活習慣病を予防する効果がある**とされています。

また、乳化作用によって腸の運動を促進し排泄効果を促すので**便秘解消にも役立ち**ます。ヨーロッパ諸国では紀元前から「自然の下剤」としても用いられたそうですから、古くからオリーブオイルのよさを人類は実感してきたのでしょう。

オイレン酸は胃での滞在時間が短いとされ、余分な胃酸を分泌することも防ぎます。胃もたれや胸焼けを起こすことも少なくなるため、オリーブオイルは胃痛持ちにも比較的やさしい油ともいわれています。

オリーブオイルの効能はまだあります。女性にはうれしいことに、**ほかの植物油よりも約５倍ほどビタミンＥを多く含んでいる**ことから美容への効果も期待できます。ビタミンＥは抗酸化作用があるので細胞の酸化を防ぐとされています。それはつまり、科学的見地からすると皮膚を守り、肌を整えてくれるといった**アンチエイジング効果**があるということです。

血液中の過酸化脂質の量は40歳以降に急増します。老化によって細胞が酸化されると細胞自体の働きが悪くなりますから、老化などにも大きく影響します。

ただし、オリーブオイルの摂取カロリー自体は**１００ｇあたり約８００キロカロリー**と少ないわけではありませんから、摂り過ぎには気をつけましょう。

ポイント4

「ベジ・ファースト」で満腹中枢を刺激

食事の際、サラダなどの野菜を最初に食べる食事法を「ベジ・ファースト」と呼び、注目されているようです。

なぜ野菜を最初に食べるとよいのでしょうか。その理由はいくつかあります。

1、野菜を最初に食べることで、ある程度の満腹感が得られるので**食べ過ぎや早食いを防ぐ**ことができます。また、噛みごたえのある野菜を食べるとなおよく、**脳の満腹中枢を刺激してくれる**効果もあります。

2、野菜の食物繊維が胃や小腸で余分な脂質の吸収を妨げ、**糖質の分解や吸収をゆるやかに**します。血糖値の上昇が抑えられるので、**糖尿病予防にも**つながります。

3、胃の中に入った食物繊維は、食事をしている間に水分を含んで膨らむため、最終的な**満腹度が高まり**ます。

主食に入る前に副菜（野菜）を食べることで、満腹感を得る。ある程度の満腹感があれば食べ過ぎを防げますから肥満の防止になる、ということです。

せっかく**野菜を食べるならば、緑黄色野菜**を中心に食べるようにしてください。緑黄色野菜には**β－カロテンやビタミンC**が豊富に含まれています。それらの栄養分には抗酸化作用がありますから、生活習慣病の予防にも役立ちます。

1日に目標とする野菜の摂取量は350g。

それなりの量なので、簡単に食べられるわけではありませんが、最近はコンビニなどでも大きめのサラダが販売されるようになりました。

「必ず最初に野菜を食べる！」ということを意識に置いて、「ベジ・ファースト」を習慣づけてください。

ポイント5
果物の果糖を甘く見てはいけない

果物には、お肌によい**ビタミンCや抗酸化力があるポリフェノール、そのほかにも食物繊維やビタミンEなども多く含まれます。**ほとんどが水分でできているため、水分の補給にもなりますし、そのみずみずしい食感は大人から子どもまでほとんどの人に好まれる食べ物です。

厚生労働省や農林水産省が発表している『食事バランスガイド』でも「毎日、２００ｇの果物を摂ってください」と推奨しているほどですから、一定量を食べることは体のためになります。

しかし、何ごとも過ぎたるは及ばざるがごとし。

果物をあまりに食べ過ぎてしまうと、**中性脂肪の値を上げてしまう**というデメリットもあるのです。

果物の中には果糖という糖分が含まれています。果糖は主に肝臓で代謝されるのですが、**過剰なエネルギーは中性脂肪となり、体内に蓄積**されてしまう恐れがあります。

ただ、果物にはケーキやチョコレートのような甘い菓子類のように、エネルギーの高い脂質は多く含まれていません。「果物は甘い」と感じるのは果糖があるから。「甘いものが少し食べたいな」と感じたら、**おやつ代わりに果物を摂取する**ことは、ぜひ取り入れてほしい習慣です。

ただ、果物を常に持ち歩くことは容易ではありませんから、**ドライフルーツなどをバッグに入れておく**こともおすすめです。ドライフルーツは**鉄分やミネラルも豊富**に含んでいます。そして、十分な甘みも感じますから少し口にするだけでも満足感を得られると思います。

ポイント6

「一汁三菜」が食べ過ぎを防ぐ

日本の食卓において伝統的に根付いてきたスタイルは、紛れもなく「一汁三菜」です。**一汁三菜とは、ごはんに汁物とおかずを3品（主菜1品＋副菜2品）**で構成された献立で、わたしたち日本人の体に最も適した食事のスタイルといってよいものだといえます。

ただ、食の欧米化が進む中で、日本人の体に合った古きよきスタイルが失われつつあることも否めません。パンと牛乳の朝食スタイルを否定はしませんが、栄養がしっかり摂れているかとなれば、やはり疑問視せざるを得ません。

やはり、ごはんと味噌汁、そして魚や肉といったメインのおかずに野菜（主食、主菜、副菜の組み合わせ）。この献立にはかなわないと思います。

一汁三菜のよいところは、まず第一に**バランスのよい栄養をしっかりと摂ることができる**ということ。

そして、**一人分の量を盛りつけて食べることで、食べ過ぎを防ぐ**ことができます。

定食屋さんなどで定食を注文したときなど、一汁三菜がそれぞれ皿や小鉢に盛り付けられてくるため、その分量以上には食べ過ぎることはないと思います。目の前にバランスのよい献立があると、**人は無意識のうちにそれを意識しながら食べるようになる**のでしょう。

もちろん毎日3食、一汁三菜の食事をすることは難しいものです。

でも、1日1回ならば工夫次第でどうにか食べることができるはずです。

それと、できるだけ旬の素材を使って食べることも推奨したいポイントです。

ゆっくり時間をかけて味わいながら食事してみてください。旬の味を堪能できるはずです。日本の伝統食ともいうべき「一汁三菜」に積極的にトライしてみてください。

ポイント7

食事は汁物から始めて口の中を潤す

「一汁三菜」にもかかわることですが、みなさんは食事をするときに何を最初に召し上がりますか？　定食が目の前にあるとします。そこで、いきなり主食（肉や魚）から食べ始めるという人も多いように見受けられます。

たしかに、家庭で一汁三菜の献立を作るにしても、定食屋さんで定食を注文するにしても、主食を目的に食べようとしているのですから、その気持ちも分かります。

しかし、その食べ方は、おいしく食べる、体にとって効率よく食べるという意味では、〝いい食べ方〟ではありません。

体にとって効率よく、おいしく食べるには、最初に汁物を飲むことです。

汁物にはダシやうまみの元が溶け込んでいますので、唾液を出させる効果があります。水分がまったくない、口の中がパサパサの状態で何かを食べることをイメージしてほしいのですが、おそらく、何を食べているか口の中で感じ取りにくいはずです。唾液と汁物の水分で口の中に水分がある状態を作ることで、料理の味をしっかりと感じることができるようになるのです。

病気であまり唾液が出ない人などは、何かを食べると「砂を噛んでいるようだ」と表現するくらいです。**口の中を潤わせることで、味をしっかりと感じることができる、**ということからも、汁物を最初に食べることを意識してみてください。

また、**舌や脳で味覚を感じると、胃の中で消化液も活発に出てくる**ようになりますから消化を助ける効果もあります。

もう一つ心がけてほしいこととして、汁物の温度があります。**理想とする温度は約50度**くらい。アツアツの汁物を好む人もいますが、舌や胃にもよくありませんので、適温で飲むようにしてください。

ポイント8

「口中調味」が食事の満足度を上げる

ポイント7で、汁物を最初に口にすることが体にとっても、おいしく食べるにもよい食べ方ですと説明しました。では次は、その後に続く理想の食べ方についてお話しすることにします。

汁物を飲んだあとは、前述した「ベジ・ファースト」の考えで、野菜を食べてください。肥満を気にされている場合なら、満腹感を得られますから野菜を食べることがベストだと思います。

それからごはんを食べて主菜（肉や魚）を食べて、汁物で口を潤わせながら、また野菜、ごはん、主菜と食べていきます。

これが食事における理想の食べ方と考えてよいでしょう。

ごはんとおかずを交互に食べることで何が得られるのかというと、じつは、**ごはんには口の中の〝味の余韻を一回リセット〟してくれる役割がある**のです。

これはあまりおすすめできるメニューではありませんが、たとえばおかずとして餃子とハンバーグがあったとします。

餃子の次にハンバーグを食べたとして、果たして味をしっかりと感じることができるでしょうか。

濃い味が続くと、味をはっきり感じることができません。でも、餃子のあとにごはんを食べて、それからハンバーグを食べたらどうでしょう。それぞれの味を感じることができるはずです。

「口中調味」という言い方があるのですが、それは言葉どおり、**口の中で味を調節する**ことです。

理想的な食べ方の順番

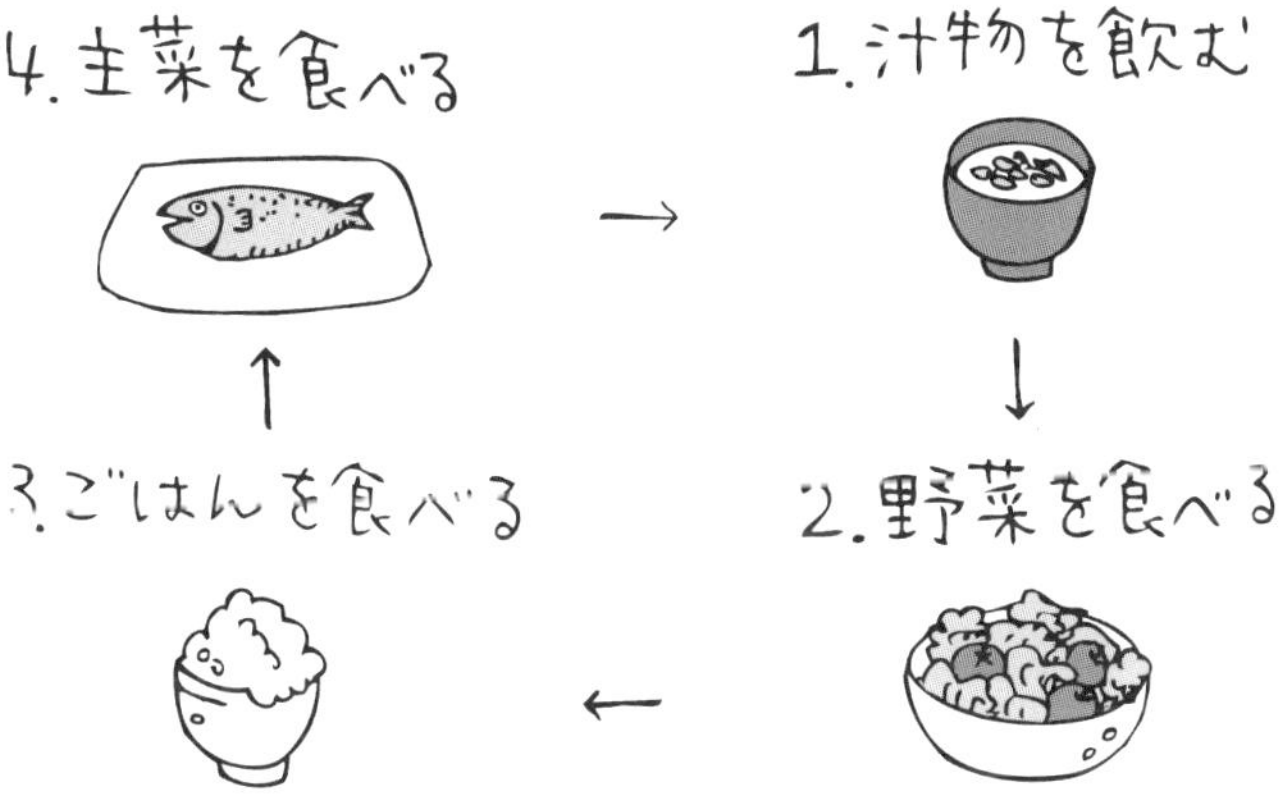

白いごはんというのは、そんな意外な役割を果たしているのです。味をリセットするという行為は、料理や素材そのものの味を感じて、**食事の満足度を上げていくこと**にもつながります。

日本人は味覚が繊細だといわれています。それは、古くからおかずとごはんを交互に食べるということを自然に行ってきたからこそなのです。

ポイント 9

料理は薄味で、味覚を正常に近づける

各章で何度も述べてきたように、**塩分の過剰摂取は高血圧症、腎臓疾患、不整脈や心疾患など命にかかわるあらゆる病気の原因を作ります。**十分に注意が必要です。

２０１０年、全国一の長寿県となった長野県などでは30年以上も前から「県民減塩運動」と称し、県と県民が一体となって減塩運動に努めてきました。

また「野菜を食べようキャンペーン」という運動も実施。それらの効果が実り、かつては特に長寿県ではなかったにもかかわらず、全国一の長寿県になったのです。

このような実例からも減塩の大切さを実感するのですが、**塩分が多い料理は、食欲を増進させるという一面も備えています。**

塩分の強いものを食べると、ごはんをたくさん食べたくなります。定食屋さんで

「ごはんのおかわり無料」などと書いてある店も多い昨今ですが、その手のお店の味付けはほぼ100％といっていいほど、味付けが濃いものです。

つまり、塩分が強いおかずを提供して、ごはんをたくさん食べてもらう。すると、満足感を得ることができますから、お客さんは満足して店をあとにするという図式です。

もちろん人間ですから、味の濃い食べ物を食べたいときもあります。ですから、そういったお店で食事をすることがあってもいいとは思います。

ただ、毎日、毎日、味の濃いおかずやファストフードを食べ続けたらどうなるでしょうか？　きっとゆくゆく、体は異常をきたすはずです。

濃い味付けは、それだけでおいしさを感じさせることがあります。

でも、**薄味のものを食べ続けることで、味覚は正常に戻り、素材そのものの味を十分に感じることもできる**ようになりますから、ぜひ薄味の食生活を送るようにしてください。

ポイント10

「家飲み」は習慣化する危険性をはらむことを忘れるな

ここ数年、「家飲み」という言葉が定着しました。

元をたどれば、不景気のあおりから仕方なくお酒は家で、という流れだったようですが、今ではそれが普通になって、毎日、家でお酒を楽しむ人が増えているといいます。

1日の疲れを癒す一杯は最高においしいものですが、**毎日の家飲みとなると、そこには危険もつきまとっている**ことは覚えておきたいところです。

アルコールには依存性がありますから、毎日飲むと、習慣化される危険性があります。

週に2日は休肝日！

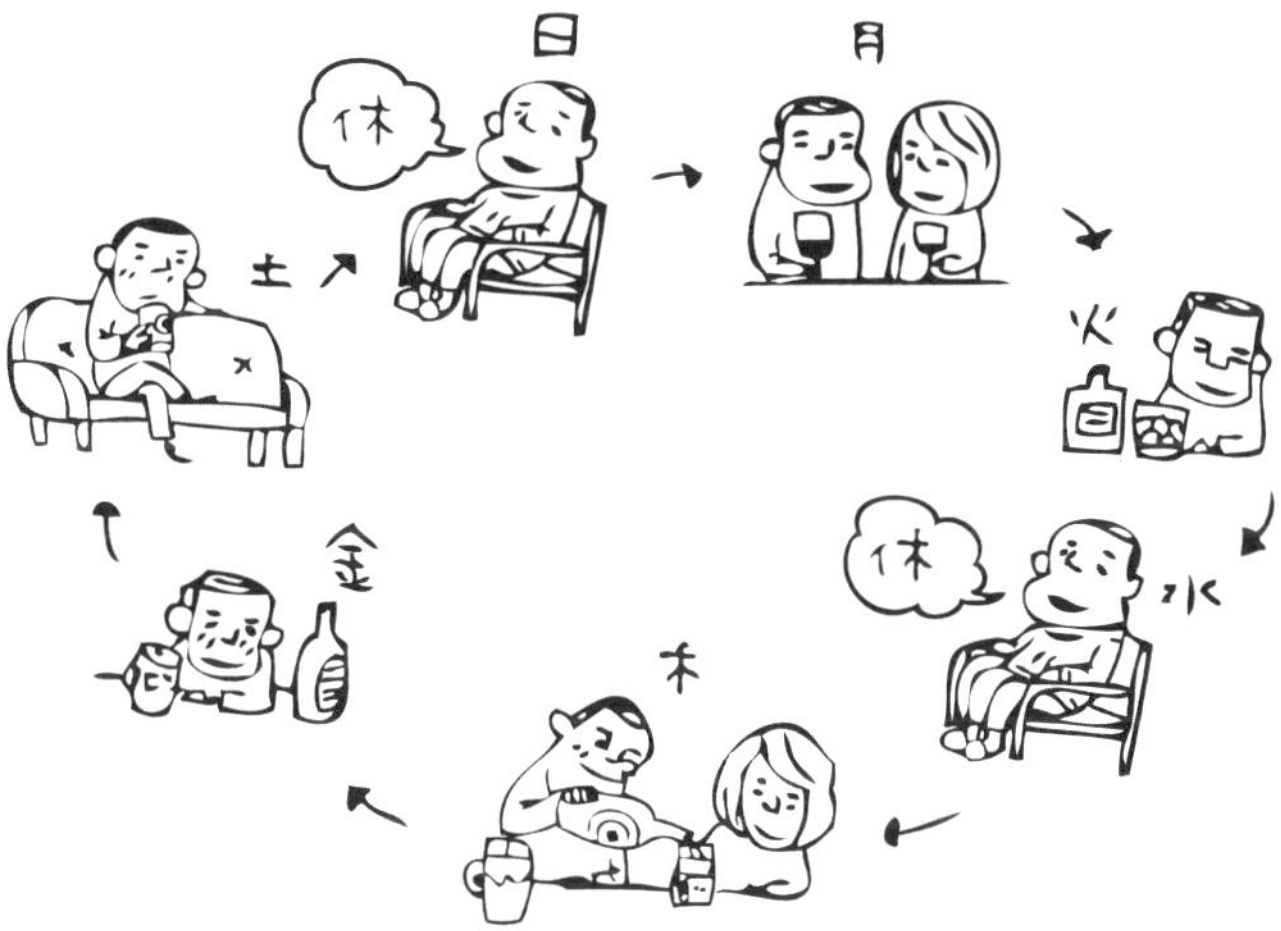

社団法人アルコール健康医学協会によると、お酒の「適量」は個人差があるにせよ、一般的に「約1〜2単位のお酒が限度」とするようにすすめています。1〜2単位とは、純アルコールにすると約20〜40gに値します。

ビールであれば中びんで1本、日本酒であれば1合、ワインなら200㎖程度となります。

この適量を守って、**週に2日は休肝日を作るということができれば、アルコールは体によい効能も持っています。**

適量であればHDLコレステロール

を上げるというデータもあるくらいですので、お酒＝《イコール》悪いものということではないのです。

ただ、繰り返しますがアルコールには依存性がありますから、過度な飲酒は肝臓に深いダメージを与えていきます。

そして**お酒は高カロリーな飲料でもあります**から、飲み過ぎは肥満につながるという認識も忘れてはいけません。いまでは低カロリーのお酒なども市販されているようですから、そういった商品を意識することも大切かもしれません。

「酒は百薬の長」ということわざがあるくらいですから、適量を守ってリラックス効果を得る程度の飲酒を心がけるようにしてください。

ポイント
11

非常食の定期的な入れ替えで料理のアレンジ力を磨く

東日本大震災をはじめとした地震の恐怖は、火山大国である日本では常につきまとうもの。

地震だけでなく、夏はまるで亜熱帯国のような猛暑となり、冬は記録的な大雪が降るなど、極端な天候不順やあらゆる自然災害が年々増加している印象があります。

そこで関心が高まったのが、**「非常食」**です。

東日本大震災後は、特にその重要性に注目が集まり、非常食が必要不可欠とされる病院や介護施設だけでなく、一般家庭でも非常食を常備することが増えました。

自然災害が発生すると物流が機能しなくなりますから、スーパーやコンビニに商品が届かなくなります。食料がないとなった場合の混乱たるや想像を絶する事態ですから、非常食は本当に重要なものだと感じます。

いざというときのための備えはぜひストックしておくべきものなのですが、ここでは非常食に関するちょっとした知恵をお伝えしたいと思います。

非常食とはあくまでも非常時のための備え。

ですが、**非常食は定期的に入れ替える**という発想を持ってみましょう。**日々の料理の中で、非常食を使用したメニューを考えて、**そして実際に食べてみてほしいのです。

非常食の主役は缶詰ですから、**料理のアレンジ力も身につきます。**また、誰もが経験したことがあると思うのですが、うっかり缶詰の賞味期限を過ぎてそのまま忘れるようなことも抑止できます。

非常食用の**缶詰を購入したら必ず賞味期限を確認して、その賞味期限が来る前に使い切る**ように調整していくのです。

非常食はずっとストックしておくものであることに変わりはありませんが、常に入れ替えるという発想を持って食品を大切にすることも意識してください。

ポイント 12

ビタミンB群と食物繊維で代謝機能を活発に

健康な体でいるために必要なことはたくさんありますが、代謝機能を活発にすることは、優先順位としてはとても高いものになります。**代謝とは主に、いらない老廃物を体の外に出すことや、カロリーを消費すること。**運動が代謝機能を上げるということはご存じかと思いますが、代謝を上げる栄養素も存在します。

代謝機能を活発にするのは、まずビタミンB群。

ビタミンB群は水溶性のために、体内に蓄積することがないとされています。

ビタミンB_1、ビタミンB_2、ビタミンB_6などは代表的なもので、ビタミンB_1はウナギや豚ヒレ、もやしなどに多く含まれ、ビタミンB_2はレバーや牛乳、納豆に。ビタミンB_6はマグロ、カツオなどに多く含まれています。

次に食物繊維ですが、ここまで見てきたように、これは野菜、果物、海藻類などに

体謝が滞るとこんなに大変！

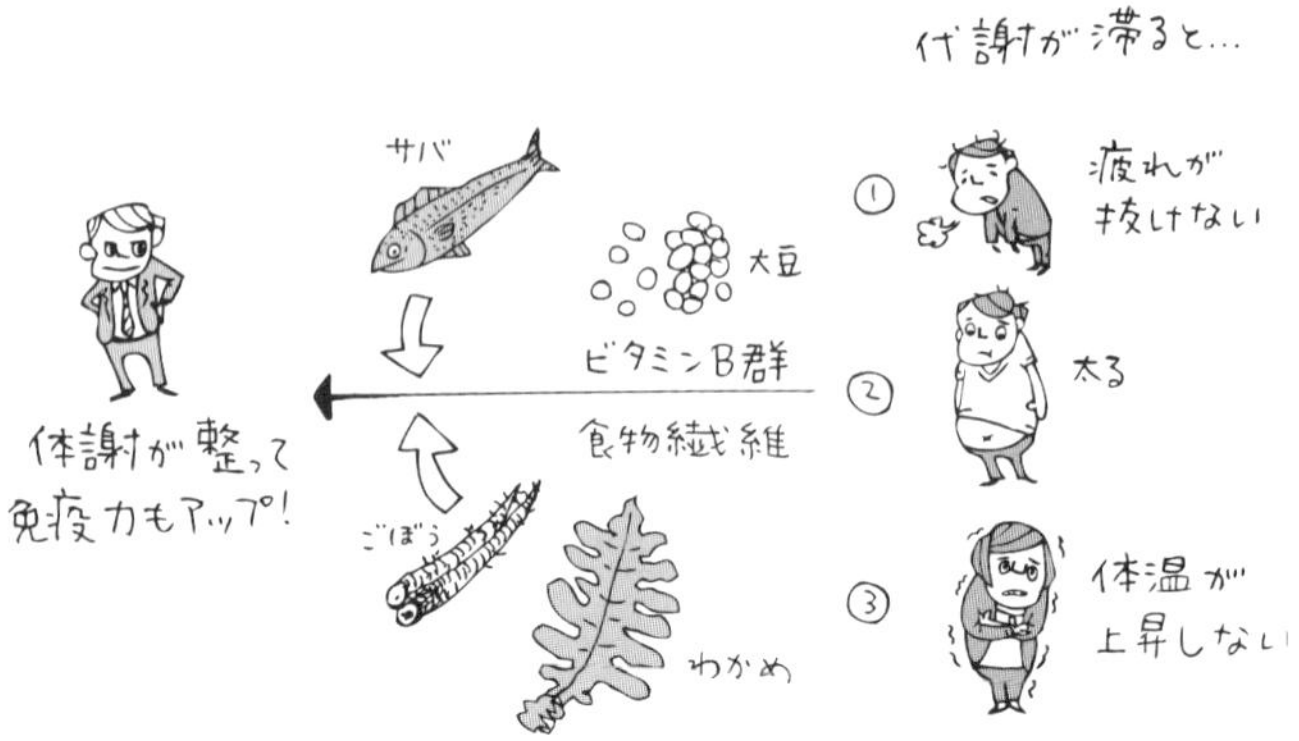

多く含まれまるものです。

たんぱく質・脂質・糖質の「三大栄養素」を中心にした食事は欠かせないものですが、それらの多くにはもちろんエネルギーがあります。代謝の中ですべてのエネルギーを使い切ることができれば脂肪になることはありませんが、それはなかなか難しいことです。

ビタミンB群や食物繊維を多く摂取することで代謝を活発にして、代謝が滞って疲労物質がたまったり、脂肪の燃焼がはかどらず、体温が上昇しにくいなどの状況を解消しましょう。

血管を強くする
「水煮缶」健康生活

発行日　2014年 6 月16日　第 1 刷
発行日　2017年12月21日　第15刷

著者　女子栄養大学栄養クリニック
監修　田中 明

本書プロジェクトチーム

企画・編集統括	柿内尚文
編集担当	小林英史、及川和彦
デザイン	加藤愛子（オフィスキントン）
写真	榎本壮二
イラスト	ヤギワタル
編集協力	洗川俊一、岩川悟、荒井よし子
料理制作、栄養計算	榊玲里、川本尚子
スタイリング	土門浩美（P.106 ～ 109を除く）
校正	中山祐子
営業統括	丸山敏生
営業担当	増尾友裕、戸田友里恵
プロモーション	山田美恵、浦野稚加
営業	熊切絵里、石井耕平、甲斐萌里、大原桂子、綱脇愛、川西花苗、寺内未来子、櫻井恵子、吉村寿美子、田邊曜子、矢橋寛子、大村かおり、高垣真美、高垣知子、柏原由美、菊山清佳
編集	舘瑞恵、栗田亘、辺土名悟、村上芳子、加藤紳一郎、中村悟志、堀田孝之
編集総務	千田真由、髙山紗耶子、高橋美幸
講演・マネジメント事業	斎藤和佳、高間裕子
メディア開発	池田剛
マネジメント	坂下毅
発行人	高橋克佳

発行所　株式会社アスコム

〒105-0003
東京都港区西新橋2-23-1　3東洋海事ビル
編集部　TEL：03-5425-6627
営業部　TEL：03-5425-6626　FAX：03-5425-6770

印刷・製本　中央精版印刷株式会社

Printed in Japan ISBN 978-4-7762-0816-7